즐거운 에어로빅댄싱을 배웁시다

현대레저연구회 편

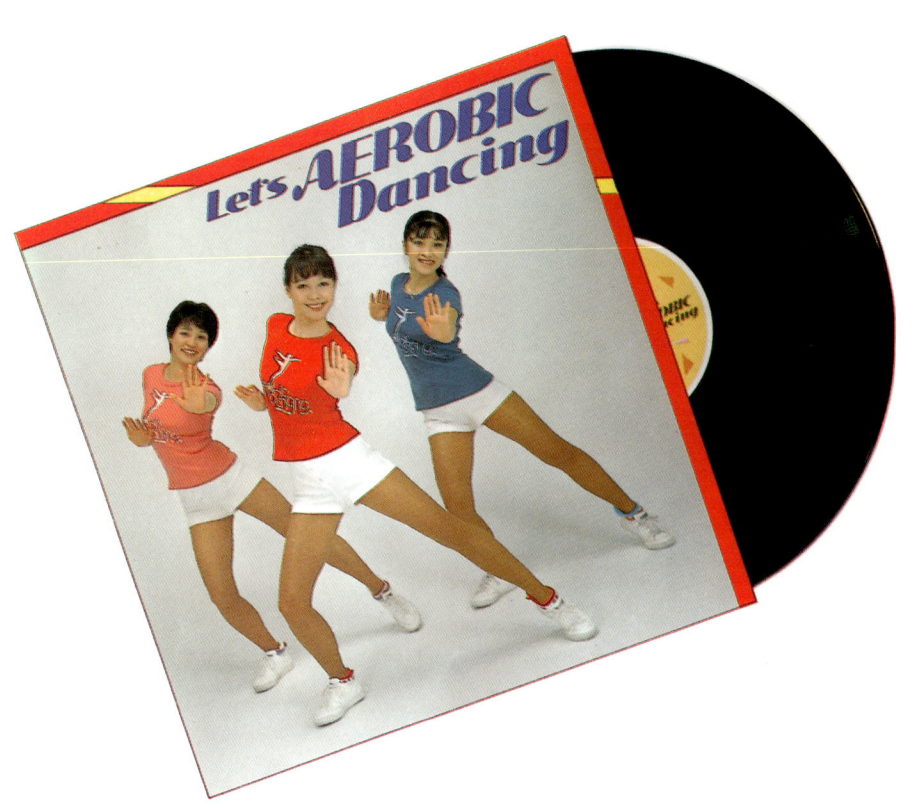

太乙出版社

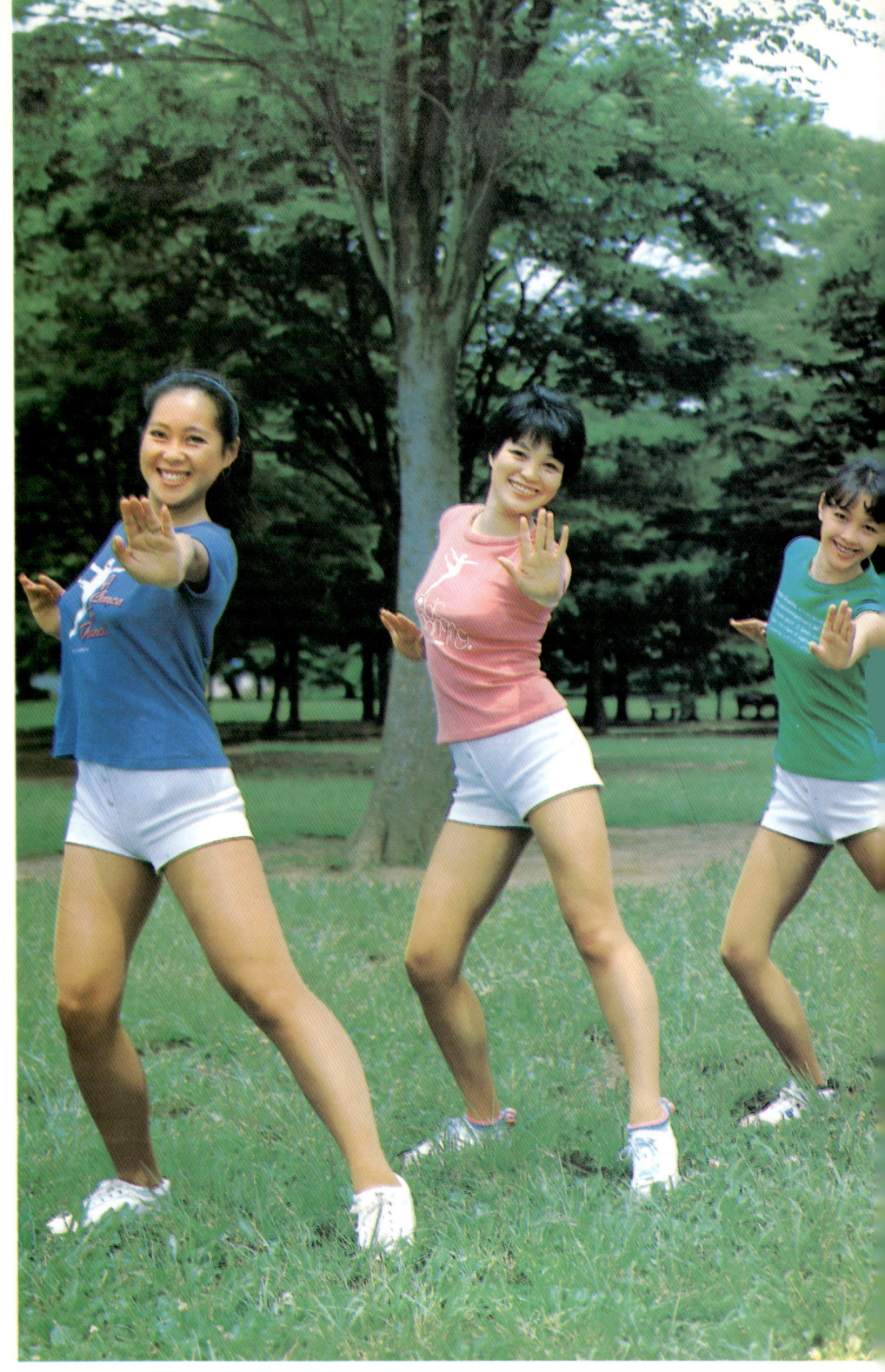

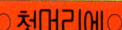

○첫머리에○

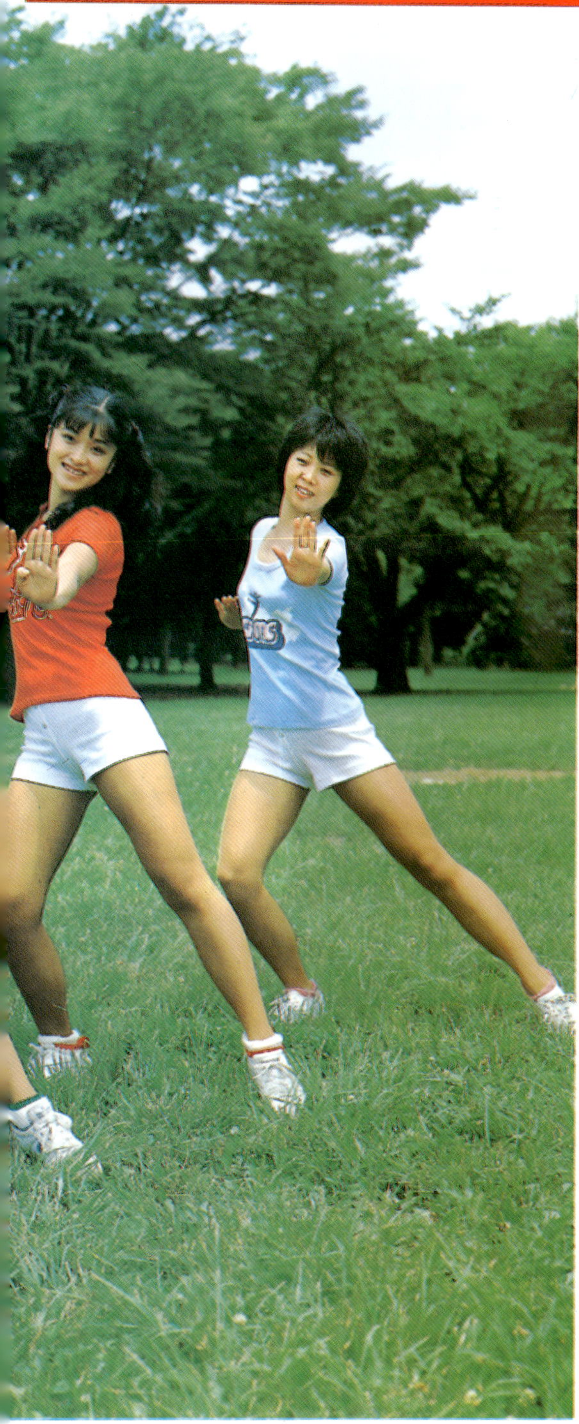

　세이프업이라는 말이나 생각은 오늘날에는 완전히 일반화되어 신문·잡지 등에서 이 단어가 눈에 띄지않는 날이 없을 정도가 되었읍니다.

　그러나, 여성들 대부분이 세이프업이라는 말을 단순히 살빼기 위한 운동이라는 이해의 범위로 한정하고 있는 것 같습니다. 물론, 필요이상으로 살찐 사람이 체중을 줄이는 것은 그것만으로도 건전한 일이며, 여성으로서 즐거운 일이라 생각됩니다만, 단지 살빼기 위해 노력하는 것과 아름답고 건강해지려고 노력한 결과 필연적으로 체중이 감소했다는 것과는 큰 차이가 있읍니다.

　그 정도는 '잘 알고 있다'는 소리도 들려오는 것 같으나 구체적으로 무엇을 할까 망설이고 계신 분에게 이 Jacki의 에어로빅 댄스를 권합니다.

　즐겁고 건강해지려는 당신에게
Let's Aerobic Dance!

　시대의 흐름이 세이프업에서 피지컬피트네스로 변해가는 지금, 전세계 50만의 여성이 에어로빅 댄스를 추고 있읍니다.

Let's Aerobic Dance!

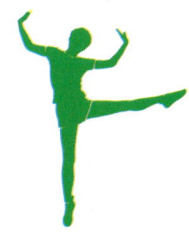

즐거운 에어로빅댄싱을 배웁시다

Let's AEROBIC Dancing

차례

제 **3** 장 —㉝
복근운동
Situp

제 **2** 장 —㉕
몸을 푸는 댄싱
Flexibility

제 **1** 장 —⑰
에어로빅 이론이란
⑱ WHAT IS AEROBIC DANCING?
⑳ BEFORE DANCING

제 **4** 장 —㊶
웜 – 엎
Warm-up

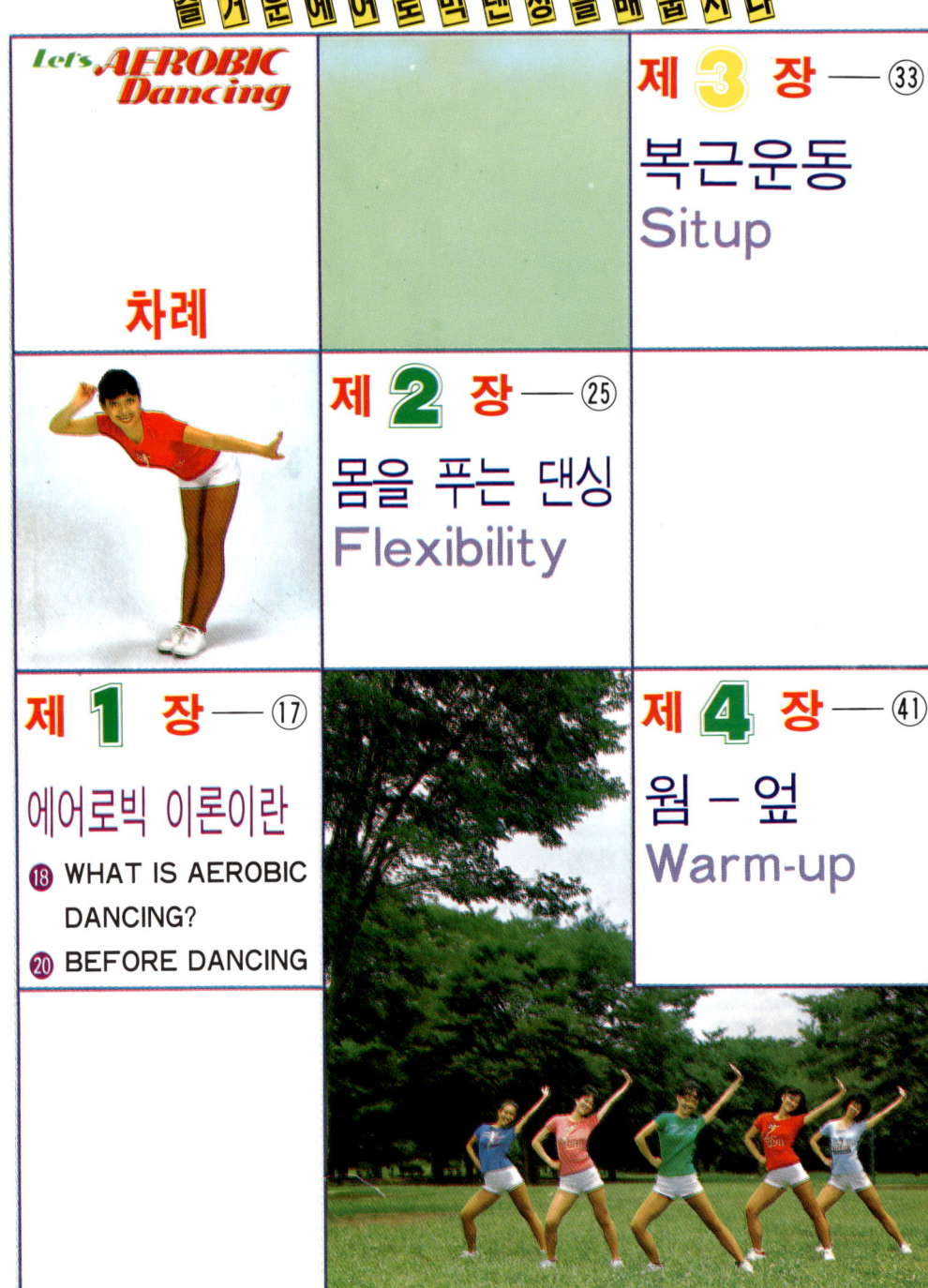

우리함께에어로빅댄싱을춥시다

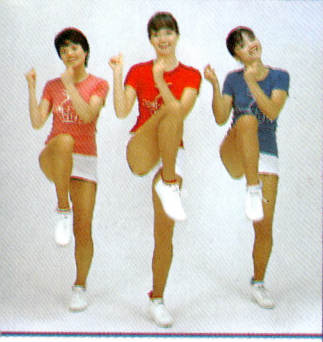

제 5 장 — ⑥⑤
베직 댄스 스텝
Basic Dance Step

제 6 장 — ⑦①
댄스 스텝
Dance Step

- ⑫ 투-더 사이드 I
- ⑲ 워크 포워드
- ⑧② 백 스텝
- ⑧⑥ 죠그
- ⑨⓪ 바운스
- ⑨⑥ 찰스턴 엔드 차-차-
- ⑩② 런지
- ⑩⑦ 킥 엔드 홉
- ⑪⑥ 투-더 사이드 II
- ⑫③ 스트레치즈
- ⑫⑦ 스윙
- ⑫⑨ 편성하여본 바리에이션 No. 1
- ⑬⓪ 편성하여본 바리에이션 No. 2

제 7 장 — ⑬①
쿨-다운
Cool-down

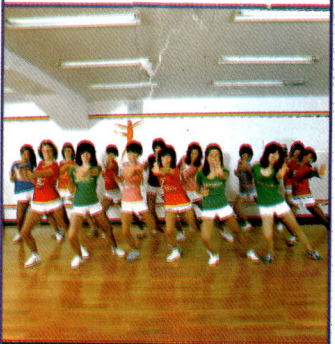

제 8 장 — ⑬⑦
레츠 뮤직
Let's Music

- ⑬⑧ CALL ME
- ⑭④ XANADU
- ⑮② 9 TO 5

Leisure time is increasing. We need to spend more of that time MOVING!

I challenge you to start moving today and to continue moving the rest of your life. It took years of not moving for your body to get out of shape and it will take time and plenty of huffing and puffing to get and stay in shape. Remember, you can store fat, but you can't store fitness. There's no effortless way to stay fit. But there is a fun, effective, challenging way — Aerobic Dancing.

You may not know it yet, but playing this fitness sport is one of the best things that will ever happen to you!

Now that you've been introduced to the facts, let's get on with the fun.

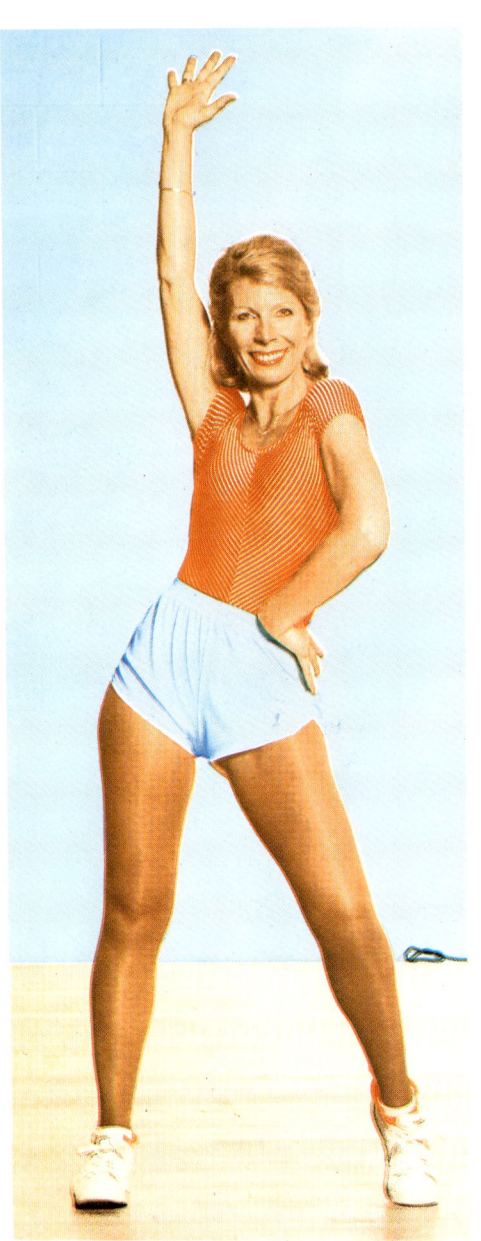

레저시간이 증가하고 있습니다. 더 움직이는 일에 시간을 씁시다.

저는 오늘부터라도 몸을 움직이고, 앞으로 계속 움직일 것을 당신에게 권합니다. 셰이프업을 위해 몸을 움직이지 않는 시간이 길어지면, 셰이프업하고 그 체형을 유지하기 까지 시간도 걸리고, 한참을 애태우기 마련입니다. 살찌기는 쉬워도 살빼기는 어렵다는 것을 아무쪼록 잊지 마십시오. 셰이프업한 체형을 지키는 방법은 없을까, 즐겁게 할 수 있고, 효과도 올리고, 게다가 해보고 싶은 방법 — 그것이 에어로빅 댄싱인 것입니다.

당신은 아직 알지 못하고 있으나, 이 피트네스(fitness)를 위한 스포츠는 지금까지 경험한 일이 없을 정도로 멋진 것입니다.

자아, 이 즐거움을 알고 싶으시면 즐겁게 시작해 봅시다.

Jacki Sorensen

Jacki로부터의 메시지

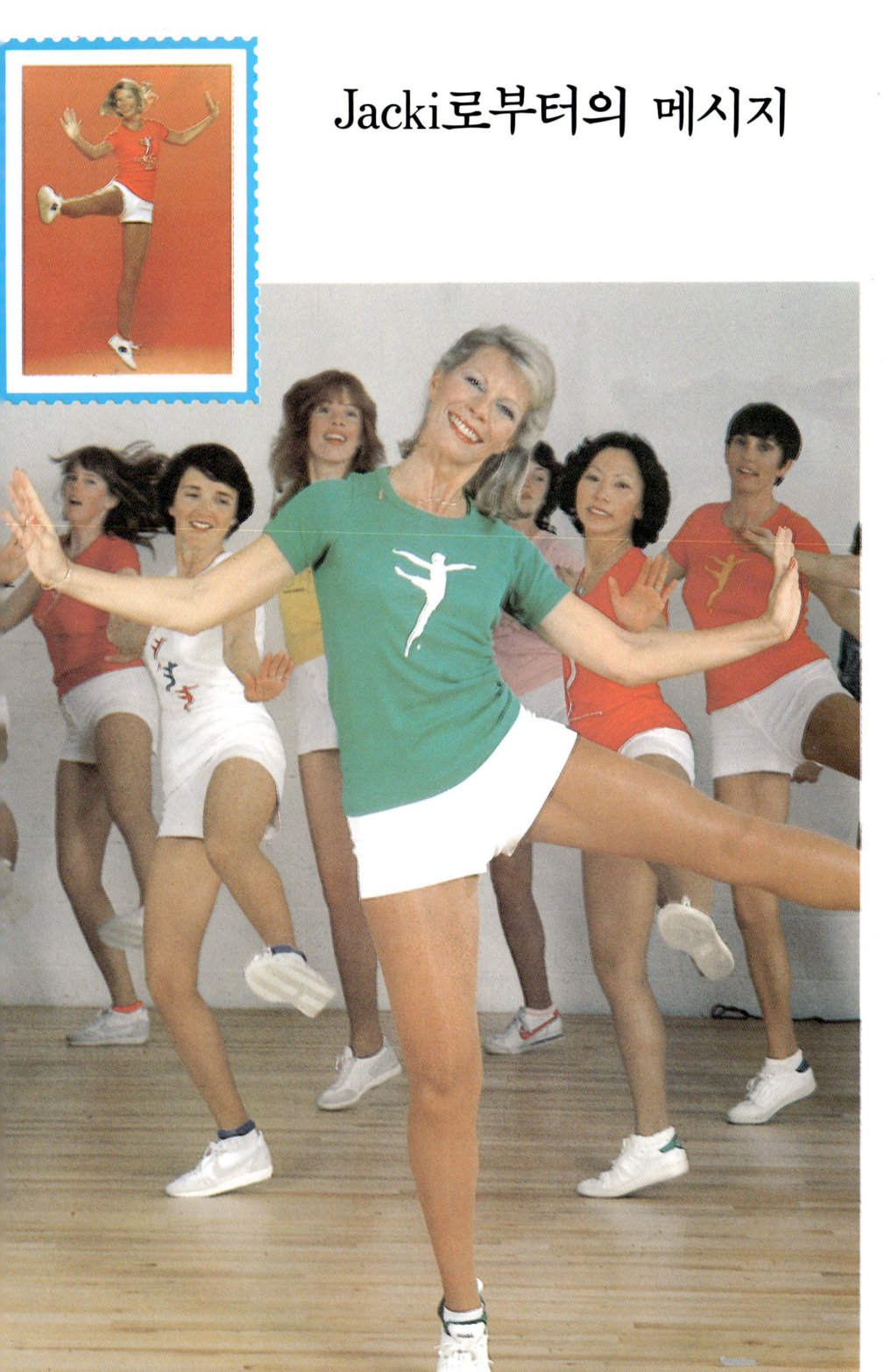

☆피지컬피트네스로서의 에어로빅댄스

　피지컬피트네스를 실천하고 있는 사람은 신체에 에너지가 넘치고, 생기가 넘친다. 무슨 이유일까? 일반적으로 피지컬피트네스의 구성요소로서 다음의 세가지를 들 수 있다. 그것은 에어로빅 피트네스, 근육의 피트네스, 그리고 유연성이다.

● 에어로빅피트네스

　심장혈관계가 보다 빨리 효과적으로 전신에 산소를 공급할 수 있는 강한 심장과 폐를 가지는 것이다.

● 근육의 피트네스

　일부의 근육, 혹은 일련의 근육을 일정한 시간내에 단련하고, 컨디션을 조절하는 것이다.

　유연성

　관절을 충분히 움직이게 하여, 신체의 각 부분을 무리없이 움직일 수 있게 하는 것이다.

　에어로빅 댄스의 프로그램은 이상 피지컬피트네스의 3대요소가 모두 포함되도록 구성되어 있다.

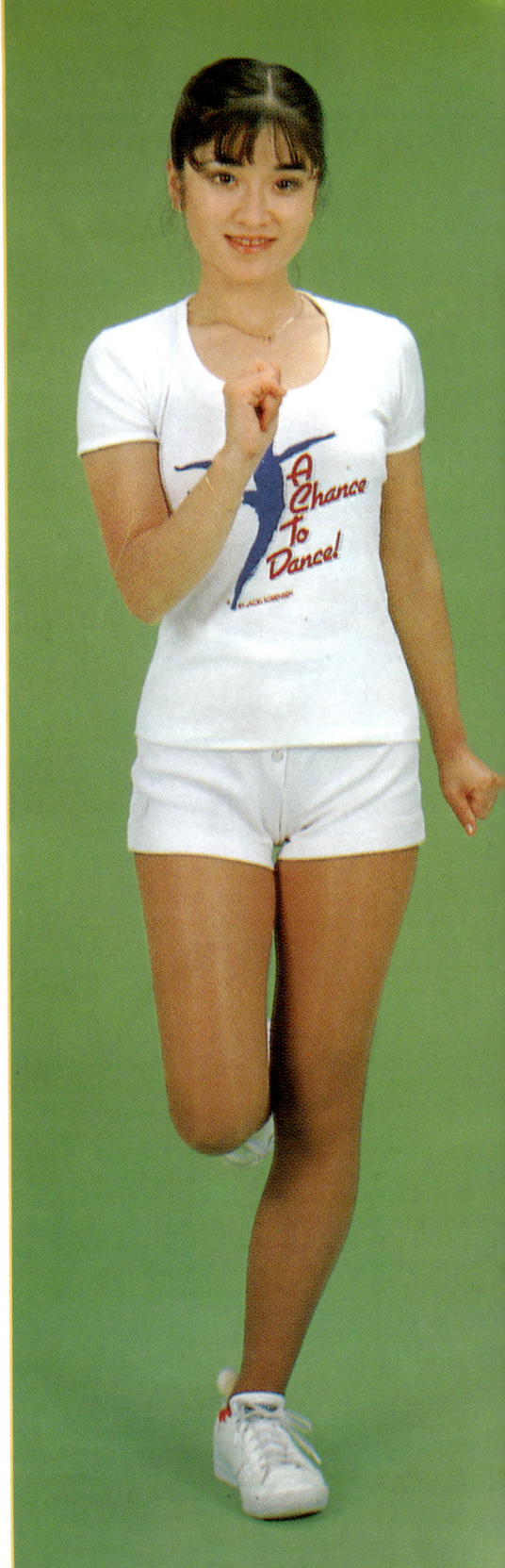

에어로빅 댄스는
효과만점의
피지컬 피트네스

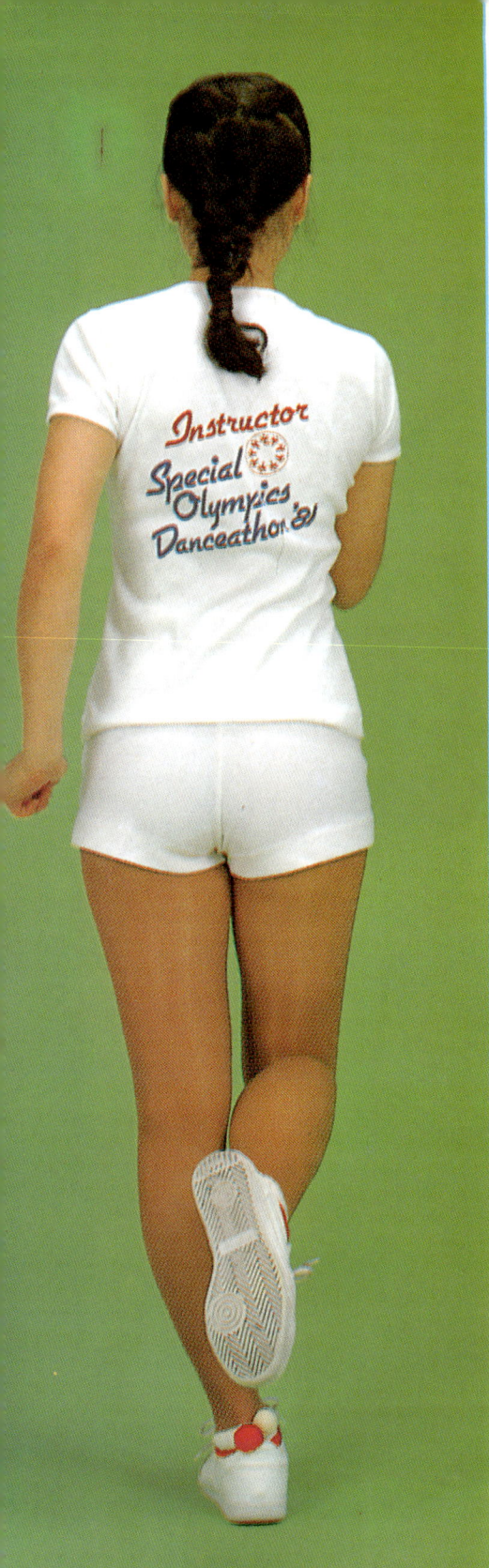

When Jacki Sorensen first demonstrated Aerobic Dancing to me in April, 1972, I knew immediately she had created a physical fitness program that was extraordinary. Her subsequent work as a clinic staff member working in elementary and secondary school physical education programs has become a highlight of our physical fitness clinics throughout the country.

Today's American woman is generally concerned about her figure and her fitness and is reasonably convinced that regular exercise is essential to living a healthy, vigorous life. Except for a dedicated minority, however, most women's efforts at exercise are too irregular and too feeble to bring success.

Jacki Sorensen has combined an understanding of the physiological basics of physical fitness with an activity that is physically and emotionally stimulating. It motivates because it changes and because it's fun. And motivation is the key to any physical fitness program.

Physical fitness is a lifetime pursuit. If you haven't found it yet. Aerobic Dancing may be your introduction to a richer, fuller more exhilarating life.

C. Carson Conrad
Executive Director President's Council on Physical Fitness and Sports.

C.Carson Conrad씨의 편지

1972년 4월 Jacki Sorensen이 처음으로 내게 에어로빅 댄싱을 피로(披露)해 주었을 때, 이것이야말로 그녀가 만들어낸 최고의 피트네스 프로그램이라도 느꼈읍니다. 그 후, 초·중학교의 체육과에서 크리닉 스탭을 맡아 전미의 피지컬피트네스의 화제를 끌게 되었읍니다.

현재 미국 여성의 대부분이 자신의 체형과 피트네스에 관심을 가지고, 건전하고 활동적인 생활을 하기 위해서는 규칙적으로 신체를 단련하지 않으면 안된다고 자각하고 있읍니다. 그러나 실제로는 아주 소수의 의지가 강한 사람 이외에 대부분의 여성이 신체를 움직이는 일이 전혀 없고, 아무런 성과도 얻지 못하고 있읍니다.

Jacki Sorensen은 피지컬피트네스의 심리학적 기초와 신체적 정신적으로도 자극을 주는 행동을 결부시켰읍니다. 여러가지 자극과 즐거움이 하고 싶은 충동을 일으킵니다. 그리고 해보려고 생각하는 것이야말로 피지컬피트네스의 열쇠인 것입니다.

피지컬피트네스는 살아있는 한 계속하는 것입니다. 또 그런 실감이 나지 않는 분들에게 있어서도 에어로빅 댄싱은 상쾌한 생활에로의 계기가 될 것입니다.

C. Carson Conrad
(피지컬피트네스 & 스포츠연맹이사)

Knees-snap

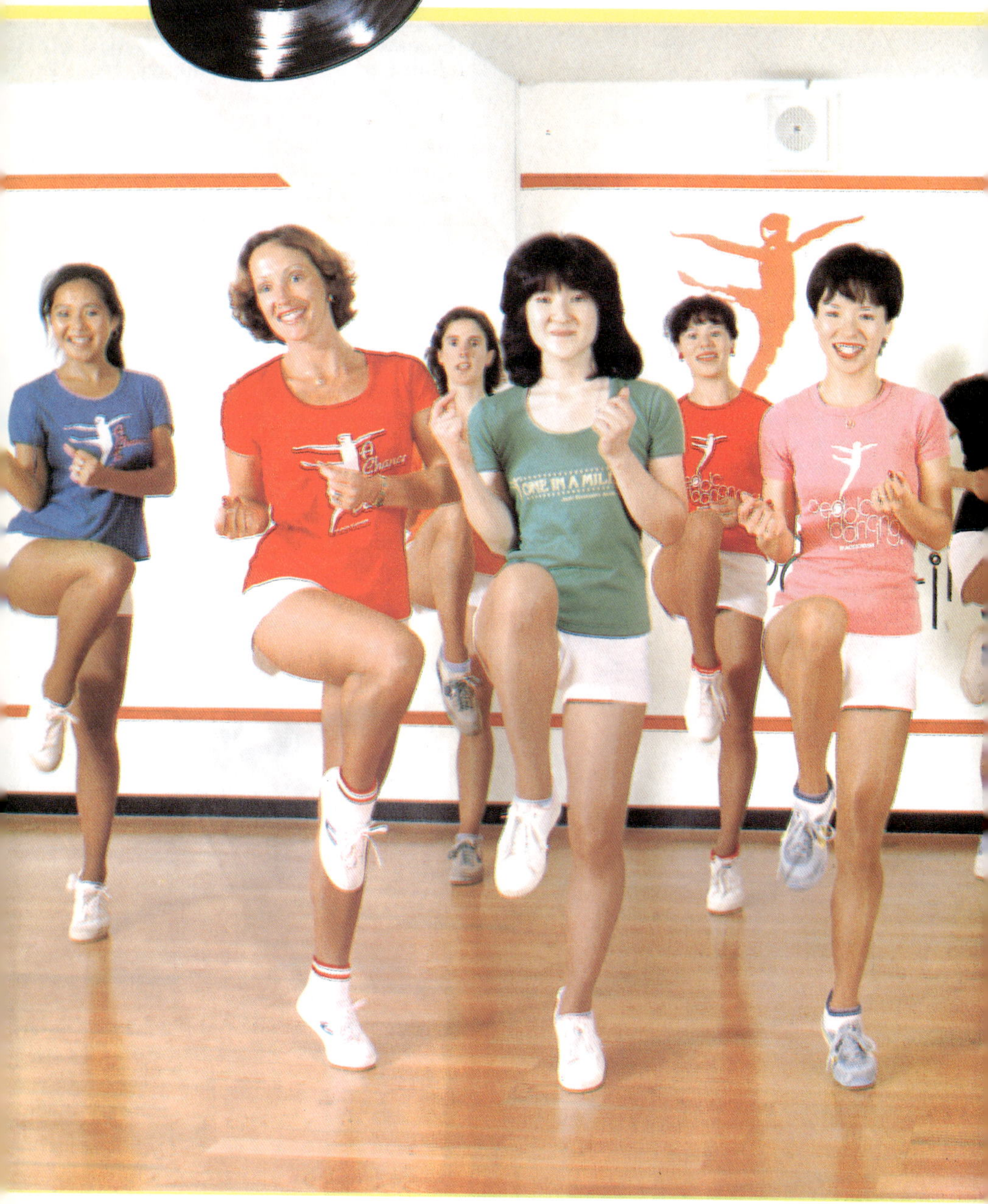

Jacki Sorensen의 에어로빅 댄스는 건강을 위해 신체를 단련하는 조깅과 댄스의 즐거움을 함께 한 것이다. 팔흔들기, 스텝이 잘 짜여 있기 때문에 춤을 못추는 사람도 배우기 쉽다.

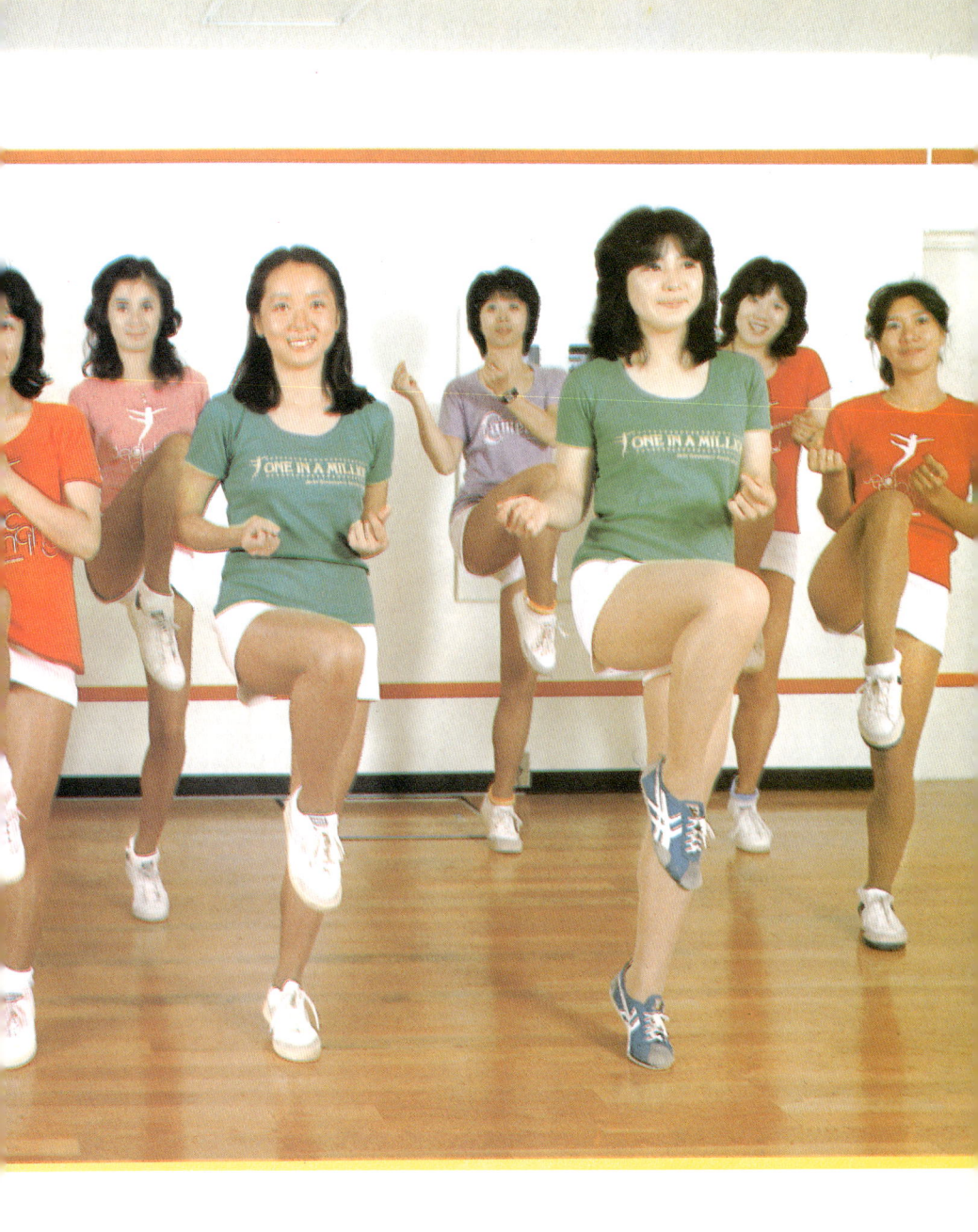

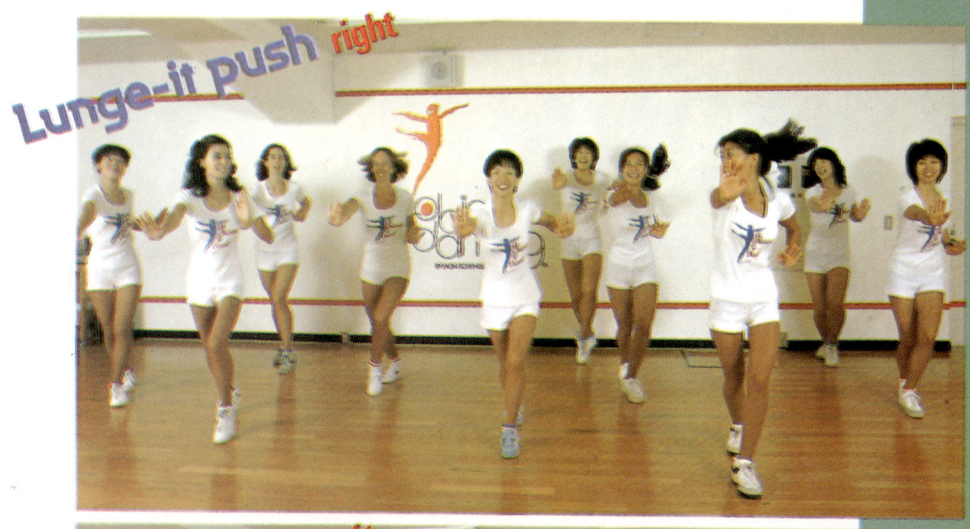
Lunge-it push right

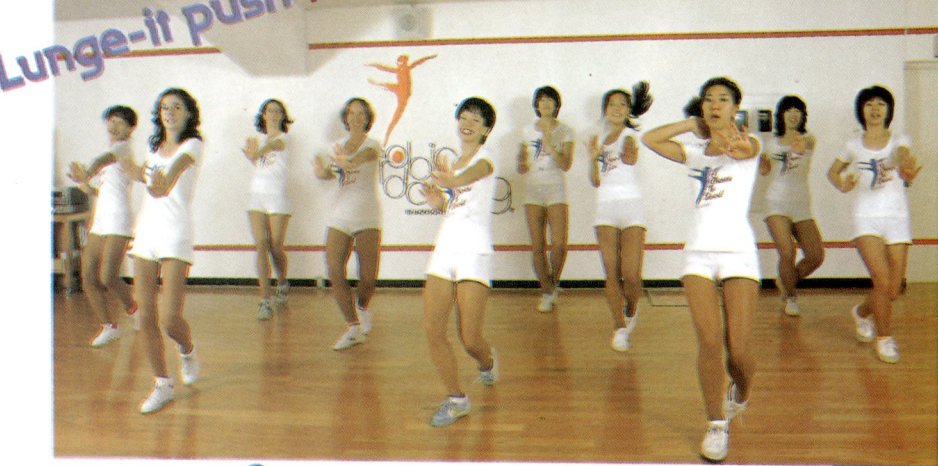
Lunge-it push left

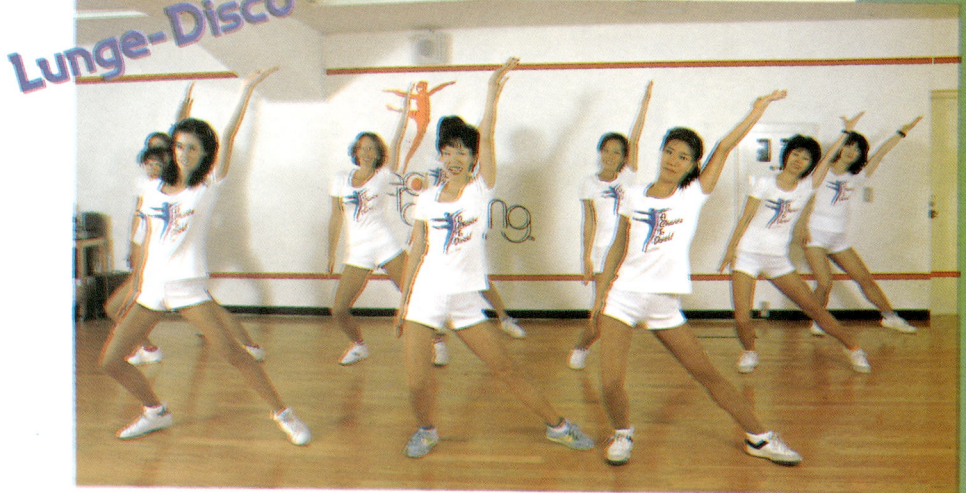
Lunge-Disco

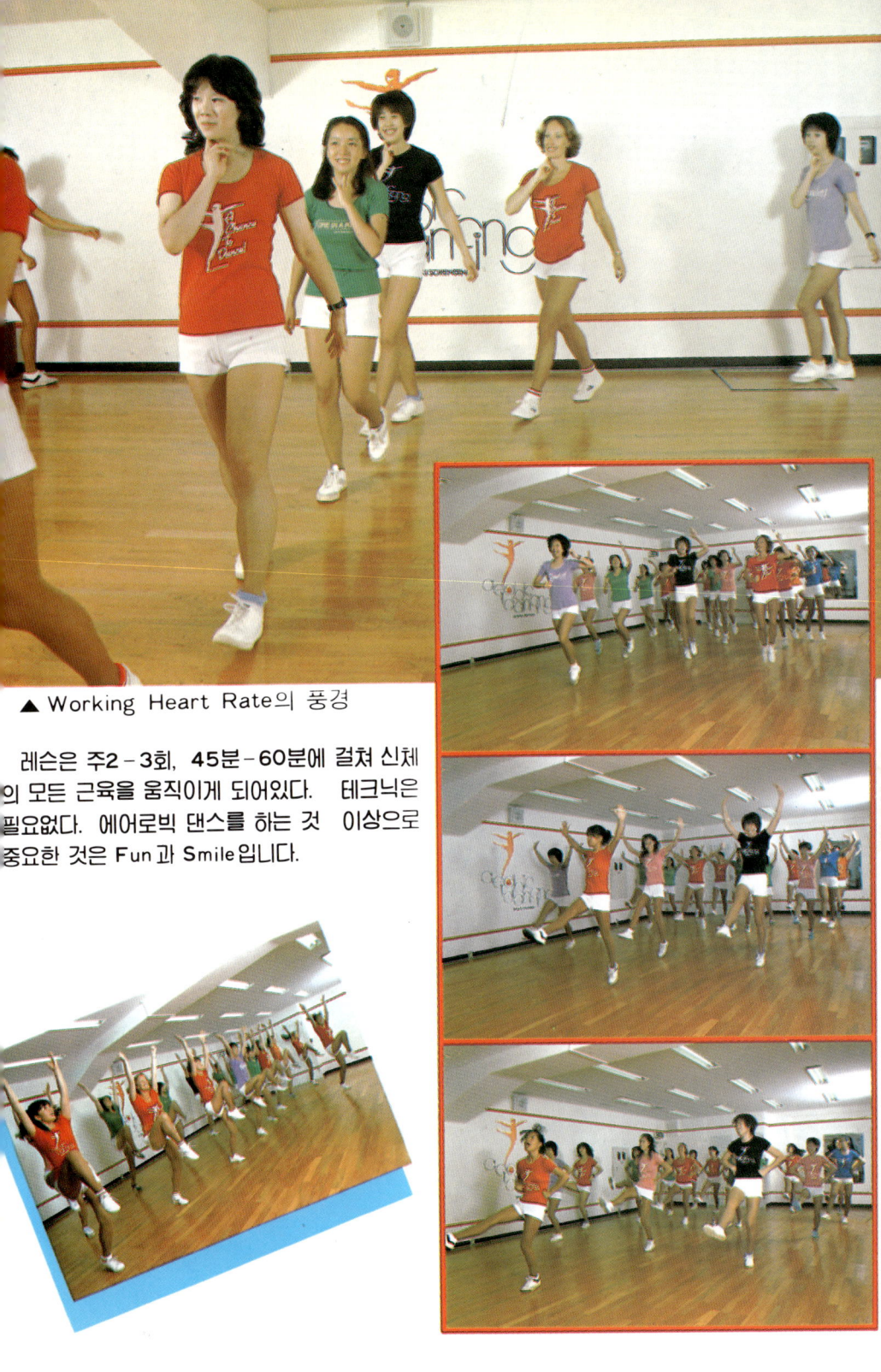

▲ Working Heart Rate의 풍경

레슨은 주2-3회, 45분-60분에 걸쳐 신체의 모든 근육을 움직이게 되어있다. 테크닉은 필요없다. 에어로빅 댄스를 하는 것 이상으로 중요한 것은 Fun 과 Smile 입니다.

MORE
HEALTHY

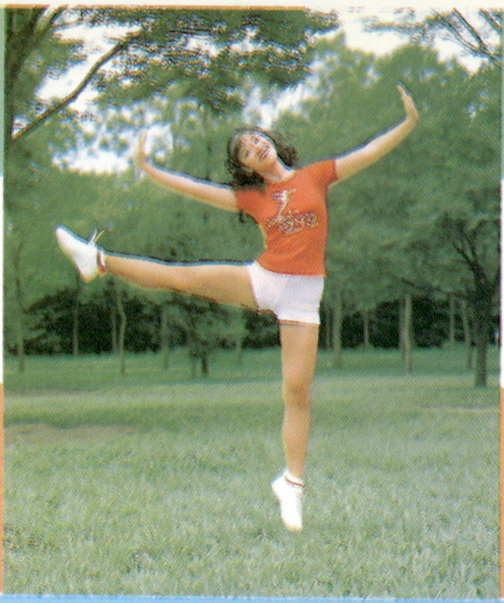

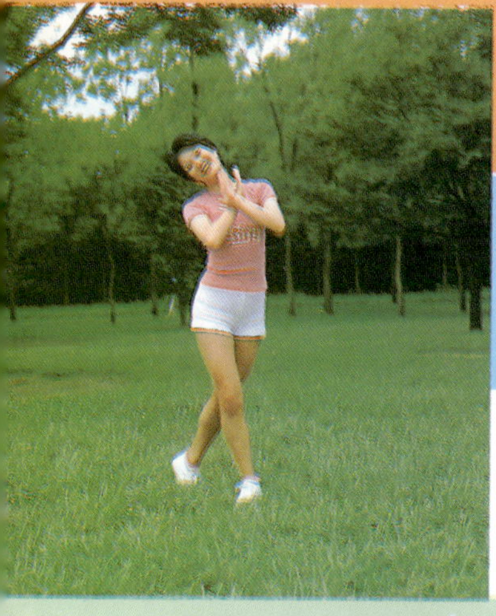

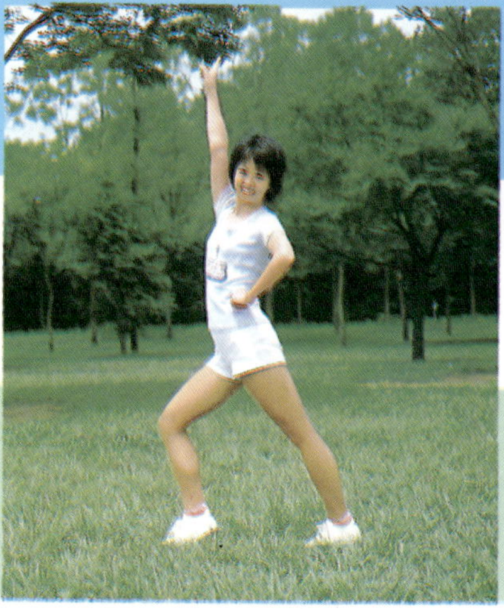

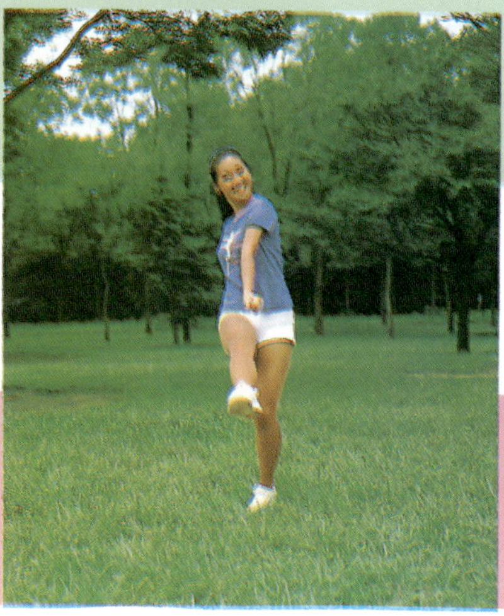

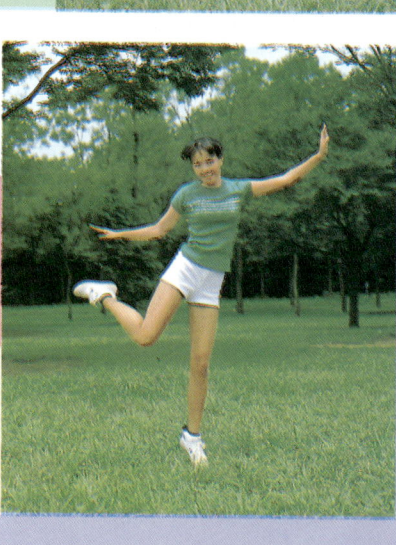

바람이 댄스가 된
지금, 신체는 그라이더 —

발끝에서부터
　음악이 된다 ♬♬

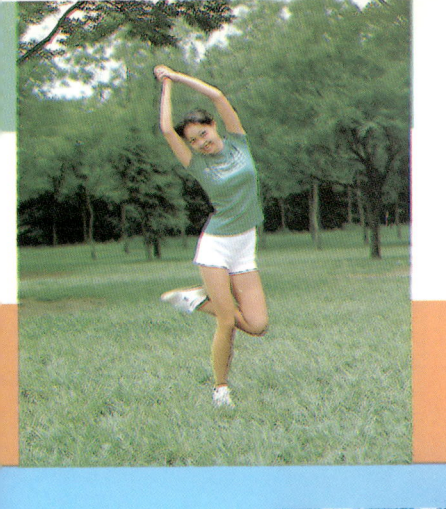
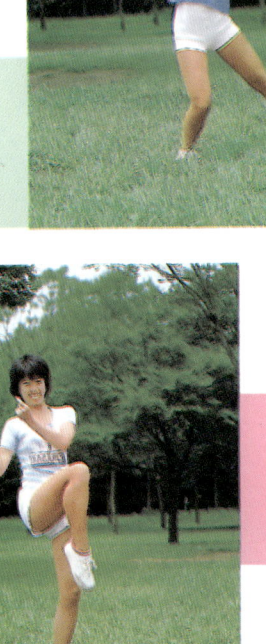
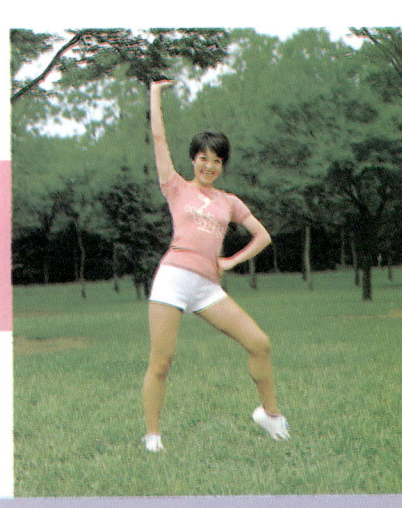

Let's begin!

제1장
에어로빅 이론이란

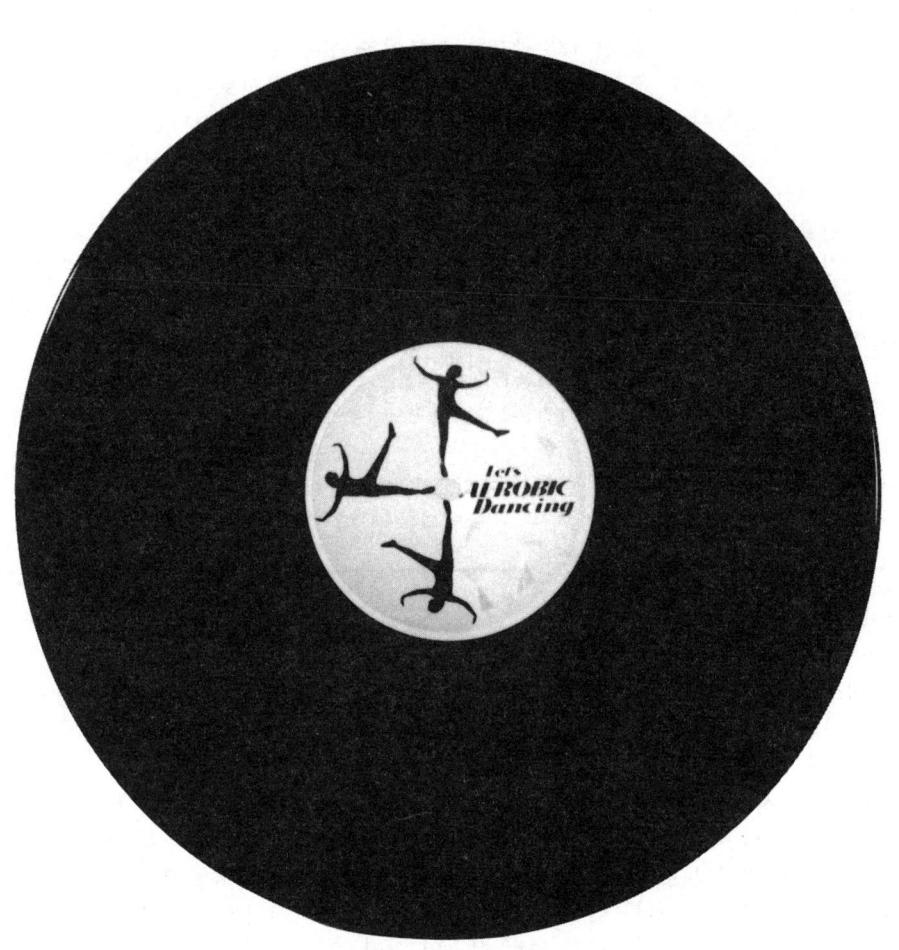

WHAT IS AEROBIC DANCING?

●에어로빅이론이란

조깅과 사이클링 후에 몸 전체가 상쾌한 기분이 되는 것은 누구나 경험했을 것이다. 이와같이 몸을 활발하게 움직인 경우, 우리의 맥박수는 평상시보다도 훨씬 많아진다. 이것은 신체가 운동시에는 보다 많은 산소를 요구하기 때문에 일어나는 현상이다. 에어로빅이란 「유산소운동(有酸素運動)」이라고도 역(訳)되며 알기쉽게 설명하면, 산소를 잘 사용한다. 산소를 자신의 것으로 만든다는 의미입니다.

이 에어로빅이론은 미국의 Kenneth Cooper 박사가 NASA(항공우주국)에서 우주비행사의 기초체력단련을 위해 개발한 것으로, 우주선내에서의 건강유지와 기능저하의 방지에 아주 효과적인 트레이닝이론이라고 평가되고 있다. 어떤 일정량의 운동을 함에 의해 산소의 유효섭취량이 증가하고, 혈액이 정화되어 노폐물의 배출을 활발하게 하는 효과가 생긴다. 그 결과 호흡기관이 정화되고, 심장의 움직임이 크게 변한다. 근육과 피부, 그 외 생명에 필요한 기관의 혈액순환이 좋아지기 때문에 신체전체의 상태가 좋아지고, 긴장하게 되는 것이다.

이와같은 이론에 기초하여 만들어진 에어로빅 댄스는 끊임없이 맥박을 측정하여 자신의 가장 적당한 운동량을 확보하면서 춤춘다는 점이 특징이다.

●에어로빅 댄싱이란

=특징=

에어로빅 댄스는 에어로빅이론을 기초로 해서 조깅의 활발할 움직임과 댄스의 즐거움을 믹스시킨 댄스이기 때문에 트레이닝을 싫어하는 사람도 즐기면서 건강해지고, 댄스를 싫어하는 사람에게도 간단히 댄스의 즐거움을 알 수 있도록 구성된 피트네스 프로그램이다.

신체전체를 사용한 댄스이며, 육체의 일부를 단련하거나, 남에게 보이기 위해 만들어진 것이 아니다. '건강'을 종합적으로 즐기는 것이 제일 중요하다. 이 책에서는 기본적인 패턴을 몇가지 소개하고 있지만, 중요한 것은 즐겁고 자유롭게 춤추는 것이다. 새삼스레 잘 추려고 하거나, 심하게 움직일 필요도 없다. 어디까지나 마이페이스이다. 댄스의 성격상 혼자서 추기보다는 여러 사람이 함께 추는 편이 효과적이다.

=효 과=

① 에어로빅의 효과로서 심폐기능이 강해지고 혈액이 전신에 골고루 퍼진다. 그 결과, 지구력이 증가하고 식욕도 자연의 밸런스를 지킬 수 있다.

② 에어로빅 댄스를 30~40분간 하면 약 300칼로리가 소비된다. 이것은 1시간의 사이클링에 상당하며 심하게 춘 경우의 소비칼로리는 500칼로리가 되고, 실제로 1시간의 수영에 필적할 정도이다. 이 책의 프로그램에 따라서 6주간 레슨을 계속하면 눈

에 띄게 불필요한 지방이 빠지고, 허리도 가늘어진다. 또 운동중 만이 아니라 운동후 6시간 이내의 소비칼로리는 통상 2배 가까이에 달하므로 피트네스효과가 아주 높은 댄스라 할 수 있다.

③ 큰 소리를 내면서 리듬에 맞추어 맘껏 손발을 움직이면, 정신적인 refresh 효과가 다른 리듬과 스포츠에서는 맛볼 수 없는 상쾌함이 있다.

④ 유연성이 붙고, 지구력이 증가하기 때문에 다른 스포츠에 대한 자신도 붙게 된다.

⑤ 아주 약간의 공간과 음악만 있으면 여행중이라도 어디에서든지 가볍게 출 수 있으므로 지금까지 없던 새로운 레저로써 즐길 수 있다.

●에어로빅 댄싱의 시작

1969년 캘리포니아에서 에어로빅 댄스는 탄생했다.

당시의 미군기지에서는 에어로빅이론에 기초한 운동이 병사들 사이에서 크게 유행하고 있었으나, 아직도 남성의 독점물이었던 것 같다. 이 흐름을 여성에게 돌리고 에어로빅 댄스로서 완성시킨 것이 Jacki Sorensen이다. 그녀야말로 전미에서 폭발적인 인기를 부르고 있는 에어로빅 댄스의 창시자이다. 그때까지 프로무용가 안무가이며 마라톤선수이기도 했던 그녀가, 미군 장교의 부인층을 대상으로 하는 텔레비젼 피트네스 프로를 담당하게 된 것을 계기로 에어로빅 댄스가 생겨났다.

댄스는 남에게 보이는 것이라는 고정관념을 깨고, 자신의 건강과 미용을 위해 댄스를 즐긴다고 하는 Jacki의 생각이 지금까지 춤추기를 주저하던 많은 사람들을 무대에 세운 것이다. 현재 미국에서는 스포츠붐을 타고 전미 34개주에서 50만이 넘는 사람들이 추고 있다. 또 미국내에서만이 아니라 오스트레일리아, 뉴우질랜드, 영국 등에서도 그 기세는 멈출 줄을 모른다.

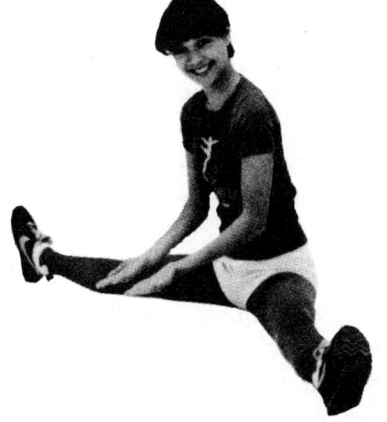

BEFORE DANCING

● 자신의 레벨에서 즐겁게 춘다

에어로빅 댄스는 아름다움을 다투는 댄스가 아니다. 까다로운 테크닉에 구애되어 딱딱해지지 않고, 즐겁게 춤추는 것이다. 그리고 또 하나 중요한 것은 자신의 레벨에서 자신의 페이스로 추는 것이다. 체력과 적당한 운동량에는 개인차가 있으며, 그날의 건강상태에도 좌우된다. 안무가 머리에 들어가면, 다음에는 자신의 페이스로 추는 것을 익힌다. 에어로빅 댄스에서는 한곡 끝날 때마다 반드시 맥박을 재게 되어 있다. 그것을 토대로 자신의 페이스를 찾고, 일정한 운동량을 유지하도록 한다.(Keep your peice) 맥박에 대한 상세한 것은 다음 장에서 말하겠지만, 혹 자신의 페이스를 오바하게 되면 'Working Level'(걷는 것처럼 조용히 춘다), 현재의 운동량을 유지하고 싶을 때는 'Jogging Level', 더 운동량을 늘리고 싶을 때는 'Running Level' (격하게 맘껏 춘다)과 같이 자신의 페이스를 조절하면서 추는 것이 중요하다. 단 어렵게 생각할 필요는 없다. 마루에서 조금 뛰어오르는 것과 맘껏 힘차게 뛰어오르는 것과는 차이가 'Working Level'과 'Running Level'의 차이이다.

● 레슨프로그램의 진행

에어로빅 댄스의 레슨프로그램은 다음의 6단계로 나눌 수 있다.

① Per Warm up
음악을 사용하지 않고 하는 Flexibility 이다.
단단해져 있는 근육을 유연하게 해서 운동이 가능한 상태로 준비한다. 無音에서 3분간 한다.

② Flexibility and situp
Flexibility 는 Per warm Up 과 같은 목적으로 음악에 맞추어 3분간 한다.
situp 은 주로 근육을 사용한 운동으로 바닥에 앉아서 3, 4분간 한다.

③ Warm up Dance
Warm up Dance 는 앞으로 에어로빅 댄스에 들어가기 전의 단계로써, 천천히 맥박을 상승시키기 위한 댄스이다. 음악에 맞추어 6분간 한다.

④ Aerobic Dance
에어로빅 댄스는 몇가지의 패턴을 짜서 만든 안무에 따라 즐겁게 춘다.

⑤ Cool Down Dance
Cool Down Dance 는 에어로빅 댄스에 의해 일정한 높이까지 끌어올린 맥박수를 자연스럽게 떨어뜨리는 것을 목적으로 한 댄스이다.

⑥ Post Cool Down
Calf Stretch 를 1분간 하는 것이다.

●웨이트의 체크

비만은 에어로빅 댄스만이 아니라 모든 스포츠에 대해서 의학상의 문제점을 안고 있다. 필요 이상의 힘이 허리나 무릎, 발목에 들어가며, 그 중에서도 남는 힘이 맥박을 위험한 상태에까지 끌고간다는 점에 충분히 주의하지 않으면 안된다.

오른쪽의 표는 에어로빅 댄싱이 이상적이라고 생각할 수 있는 체중과 신장의 대조비교표이므로 참고하기 바란다.

여러분이 꼭 알아두었으면 하는 것은 지방은 축적되지만, 피지컬피트네스는 일시적으로 집중해서 일어나도 축적할 수 없다는 것이다.

〈표1〉 체중과 신장의 비교표

여 성		남 성	
신장(cm)	체중(kg)	신장(cm)	체중(kg)
152	38.6−45.4	152	43.1−49.8
154.5	40.8−47.6	154.5	45.3−52.1
157	43.0−49.9	157	47.6−54.8
159.5	45.4−52.1	159.5	49.8−57.1
162	47.6−54.4	162	52.1−59.8
164.5	49.9−56.7	164.5	54.3−62.1
167	52.1−58.9	167	56.6−64.8
169.5	54.4−61.2	169.5	58.9−67.0
172	56.6−63.4	172	61.2−69.8
174.7	58.9−65.7	174.7	63.4−72.0
177	61.2−68.0	177	65.7−74.7
179.8	63.4−70.2	179.8	68.0−77.0
182	65.7−72.5	182	70.2−79.7
184.9	68.0−74.7	184.9	72.5−82.0
187	70.2−77.0	187	74.7−84.7

●맥박이 지시하는 것

에어로빅 댄스의 목적의 하나는 안정시의 맥박을 낮추고 심장이 보다 강하게, 보다 효율있게, 보다 효과적으로 움직이게 하는 것이다. 에어로빅 댄스에서는 한곡 끝날 때마다 걸으면서 맥박을 재는데, 이것은 자신의 레벨을 안다는 것 뿐만아니라, 댄스의 효과가 어느 정도 올라갔는가를 아는 데도 도움이 된다.

맥박을 재는 경우에도 안정시(Resting Heart Rate), 동작시(Working Heart Rate), 회복시(Recovery Heart Rate)의 3단계로 나누어 계산한다. 에어로빅 댄스의 효과를 아는 중요한 지표가 된다.

●안정시 맥박수(Resting Heart Rate)

안정시의 맥박수는 아침에 눈을 떳을때, 침대 속에서 1분간 잰다. 여성의 평균은 1분간 78~84, 남성은 72~78정도이다.

●동작시 맥박수(Woking Heart Rate)

동작시의 맥박은 자신의 운동량을 숫자로 볼 수 있으며, 무리없이 효과적으로 연습하기 위한 가이드 역할이 된다. 에어로빅 댄스가 활발해지면, 신체가 요구하는 산소의 양이 많아지고, 심장은 신체내에 산소를 보내기 위해 맥박수를 늘린다.

동작시 맥박수는 자신에게 맞는 레벨(표2 참조)내에서 멈추게 한다. 상한(上限)을 넘는 것은 심장에 끼치는 부담이너무 커지는 것이므로 좋지않다. 또 레벨을 하회(下回)해버리면 적당한 운동이라 할 수 없고 효과적이 아니다. 처음의 2주간은 최저레벨에서 시작.

〈동작시 맥박수의 측정 방법〉

댄스종료 직후에 걸으면서 6초간 맥박수를 측정한다. 그 수에 10배한 것이 1분간의 동작시 맥박수(Working Heart Rate)이다.

맥박을 재는 방법에는 다음의 세가지 방법이 있다.

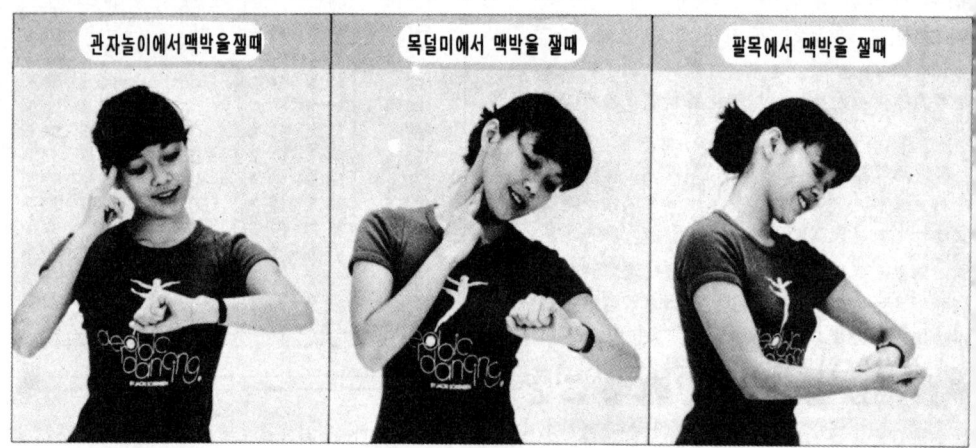

〈표2〉작동시의 맥박수의 적정한 폭 - 1분간 (WORKING HEART RATE RANGE)

레스링·핫·레이트		30세 이하	31~40세	41~50세	51~60세
50-51		137-195	131-185	128-180	125-175
52-53		138-195	132-185	129-180	126-175
54-56		139-195	133-185	130-180	127-175
57-58		140-195	134-185	131-180	128-175
59-61		141-195	135-185	132-180	129-175
62-63		142-195	136-185	133-180	130-175
64-66		143-195	137-185	134-180	131-175
67-68		144-195	138-185	135-180	132-175
69-71		145-195	139-185	136-180	133-175
72-73		146-195	140-185	137-180	134-175
74-76	남성의 평균	147-195	141-185	138-180	135-175
77-78		148-195	142-185	139-180	136-175
79-81		149-195	143-185	140-180	137-175
82-83	여성의 평균	150-195	144-185	141-180	138-175
84-86		151-195	145-185	142-180	139-175
87-88		152-195	146-185	143-180	140-175
89-91		153-195	147-185	144-180	141-175

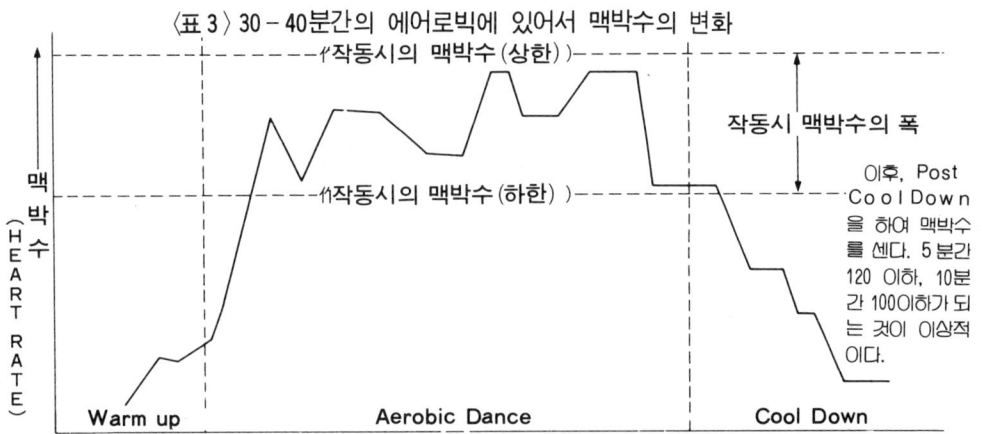

〈표 3〉 30 - 40분간의 에어로빅에 있어서 맥박수의 변화

● 회복시의 맥박수(Recovery Heart Rate)
회복시의 맥박은 마지막의 에어로빅 댄스 종료후, 5분 경과하고나서 잰다. 재는 방법은 15초간 선 채로 재어 그 맥박수를 4배한 것이 1분간의 맥박수가 된다.

●레슨을 시작하기에 앞서

이 책의 목적은 당신이 아름답고 건강해지는 것이며, 에어로빅 댄스의 안무를 정확히 익히는 것이 아니다. 에어로빅 댄스가 정말로 당신의 것이 되기까지 이책을 손에서 떼지 말고 활용하라. 주 2회 (1회 30분~45분)의 에어로빅 댄스는 만족할 만한 효과를 줄 것이다.

〈안전을 위한 주의〉
● 바닥이 콘크리트와 P타일등인 장소는 가능한 한 피한다.
● 슈우즈는 쿠션이 두꺼운 것이 적당하다. 에어로빅 댄스는 도약을 수반하는 스텝이 많기에, 무릎과 발목을 보호하기 위해 충격을 흡수할 수 있는 것이 좋다. (테니스슈우즈는 어떤 방향의 동작에도 적당하므로 최적이다.) 바닥이 단단한 장소에서 춤출 때는 두꺼운 천의 양말을 신는 등의 배려도 필요하다.
● Warm up Dance, Cool Down Dance는 맥박수의 급상승, 급저하를 막기 위해 반드시 필요하다. 급격한 변화만큼 심장에 나쁜 것은 없다.
● 레슨 전후의 스트렛치는 근육의 보호 의미에서 빠질 수 없는 운동이다.
● 에어로빅 댄스는 주 2~3회의 레슨이 좋으나, 레슨 다음날에 Flexibility 만이라도 하면 보다 효과적이다.
● 레슨 전의 과식은 백해무익하다.

● 레슨 중에 소량의 물을 마시는 것은 좋지만, 음주 후의 댄스는 절대금물이다. (최소한 2~3시간후에)
● 레슨 중은 금연이다. 춤추고 있으면 담배를 피우고 싶어지는 사람이 많은 듯한데, 참도록 하자.

●이 책을 즐겁게 사용하기 위해서

1. 처음부터 능숙하게 잘 추는 사람은 없다. 서두르지 말고 서서히 익혀가는 것이 가장 지름길이다.
2. 스텝을 익힐 때는 이 책을 손에 들고 추는 방법이 익히기 쉽다.
3. 스텝이 연습 중에는 '좌, 우' '하나, 둘'등 큰소리를 내면서 익힌다.
4. 음악은 춤출 때에만 틀도록 하고 스텝과 안무의 레슨 중에는 백뮤직이 없는 편이 익히기 쉽다.
5. 스텝은 항상 오른발부터이다.
6. 시간이 없다고 해서 단시간에 격렬하게 추기보다, 30~45분 프로그램에 맞추어 추는 편이 훨씬 효과적이다.

●에어로빅 댄싱 프로그램

○ Flexibility ················ 6분
○ Sit Up ················ 3분
○ Warm Up ················ 6분
　 Heart Rate와 Step연습 ········ 1분
○ Dance #1 ················ 4분
　 Heart Rate와 Step연습 ········ 1분
○ Dance #2 ················ 4분
　 Heart Rate와 Step연습 ········ 1분

Dance #3 ················ 4분
Heart Rate와 Step연습 ········ 1분
○ Dance #4 ················ 4분
Heart Rate와 Step연습 ········ 1분
○ Cool Down Dance ········ 4분
○ Post Cool Down Dance ····· 1분
○ Recovery Heart Rate ········ 1분
　(Recovery Heart Rate는 마지막 에어로빅 댄스 후 5분 후에 측정한다.)

주의!

1. 반드시 시간을 계산한다.
2. 맥박은 6초간 재, 그 숫자를 10배한 것이 1분간의 맥박수이다.
3. 맥박측정중에도 발은 쉬지않고 걷는다. 갑자기 동작을 멈추는 것은 심장에 좋지 않다.
4. 곡과 곡의 사이를 1분간 이상 벌어지지 않도록 주의한다.
5. 마지막에 측정하는 Recovery Heart Rate는 15분초간 선 채로 측정하여 그 숫자를 4배해서 1분간 숫자를 산출한다.

제2장
몸을 푸는 댄싱
Flexibility

댄스를 한 후에 몸이 아프지 않기 위한 운동이다.

간단한 운동이지만 하나하나를 천천히 한다.

패턴으로서 만들어져 있지 않으므로 다른 스포츠의 준비운동도 한다.

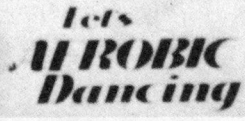

BODY TWIST
몸통돌리기
■ 등과 겨드랑이의 스트렛치

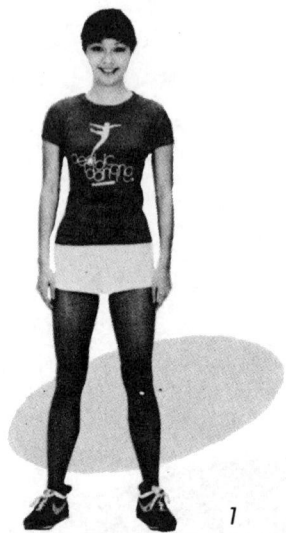

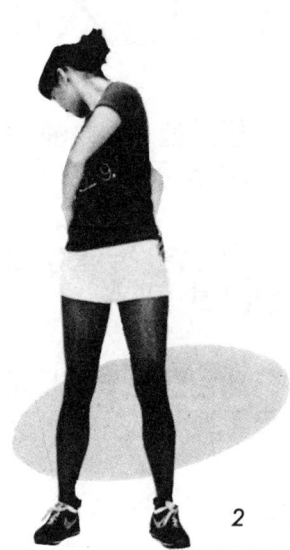

FOOT CIRCLES
발목돌리기
■ 발과 발목의 스트렛치

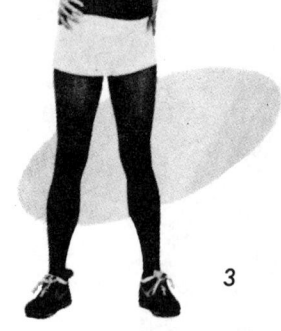

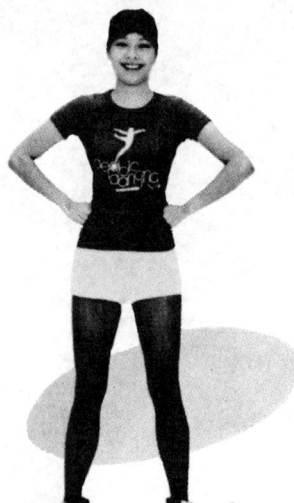

1. 발은 어깨넓이로 벌린다.
2. 몸을 오른쪽으로 부드럽게 틀면서, 왼쪽 발 뒤꿈치를 본다.
3. 다음에 왼쪽으로 틀면서 오른쪽 발 뒤꿈치를 본다.

※ 우, 좌 각각 10회씩 한다.

FLEXIBILITY

KNEE AND LEG CIRCLES
무릎과 다리돌리기
■ 장딴지, 무릎, 발목의 스트렛치

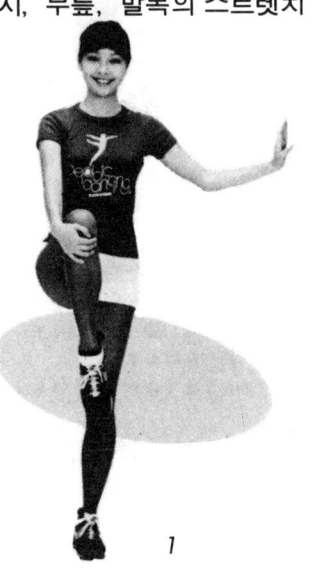

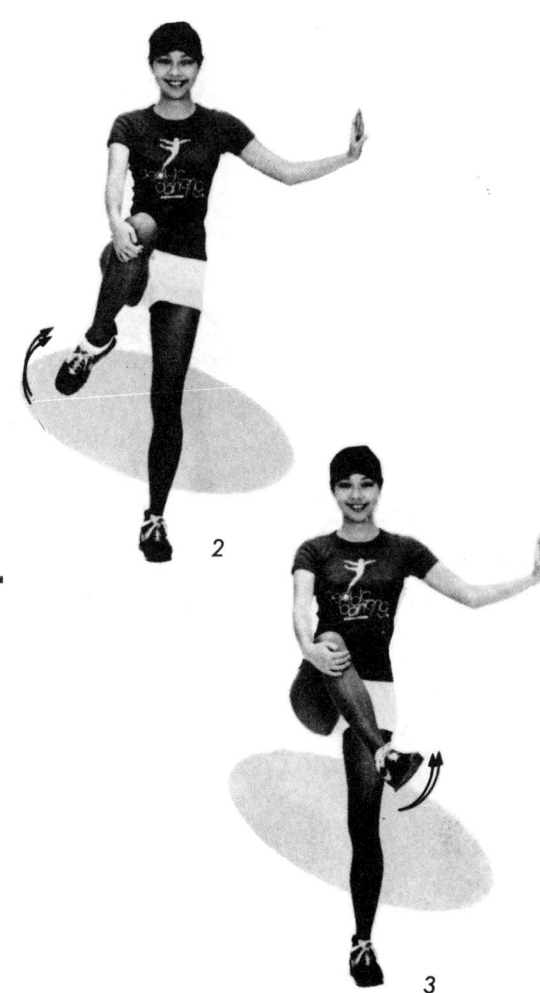

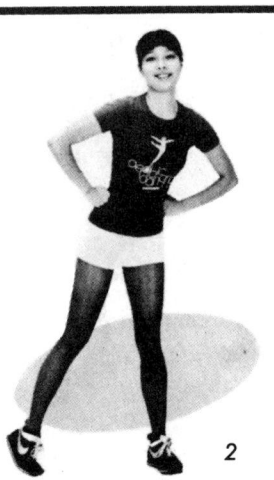

1. 발을 약간 벌리고 양팔을 허리에 댄다.
2. 오른쪽 발목을 바깥쪽으로 누르면서 천천히 돌린다. 이어서 안쪽으로 돌린다.
   왼발도 똑같이 돌린다.
※ 바깥쪽, 안쪽을 각각 4회씩 한다.

1. 왼발에 체중을 두고 오른손으로 오른무릎을 잡고 들어올린다.
2. 낮은 위치에서 바깥쪽으로 돌린다.
3. 이어서 안쪽으로 돌린다.
   왼쪽도 똑같이 돌린다.
※ 바깥쪽, 안쪽을 각각 4번씩 돌린다.

FLAMINGO FLING
훌라밍고 후링
■ 허벅지의 스트렛치

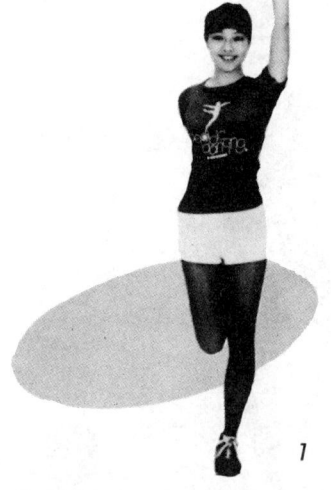
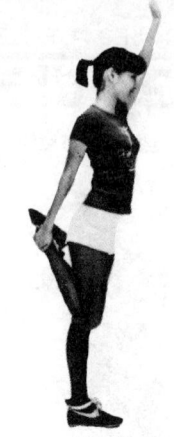

1. 왼발에 체중을 두고 오른손으로 발목과 무릎 사이를 잡고, 무릎이 바닥 향하게 하여 위로 들어올린다.
1′. 옆에서 본 훌라밍고 후링. 왼발도 똑같이 한다.

CALF STRETCH
카프 스트렛치
■ 장딴지와 발목의 스트렛치

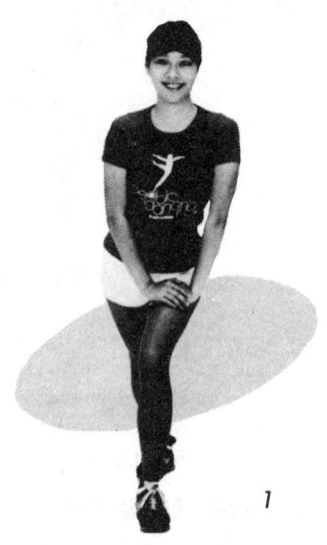
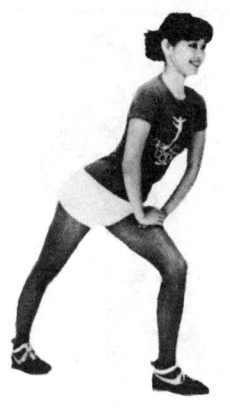

1. 양발의 발끝은 정면을 향하고, 오른발을 크게 앞으로 내며 무릎을 굽힌다. 왼다리는 쭉 뻗어 발바닥을 바닥에 대고 있는다.
   그대로 16카운트를 센다.
1′. 옆에서 본 CALF STRETCH.

★ 탄력이 붙어서는 안된다.

FLEXIBILITY

SIDEBENDS
옆 구부리기
■ 허리와 옆구리의 스트렛치

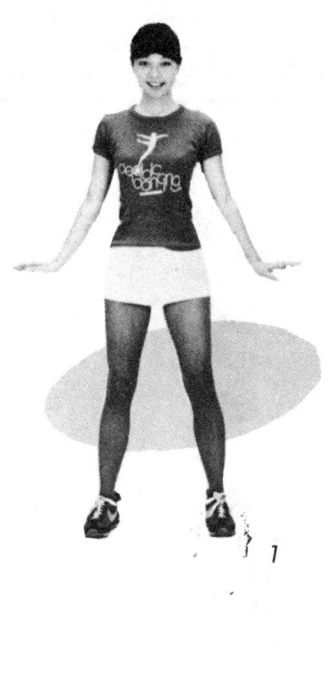

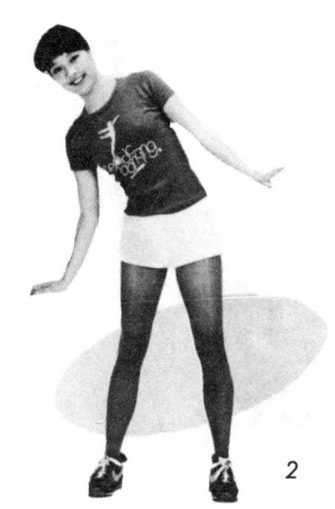

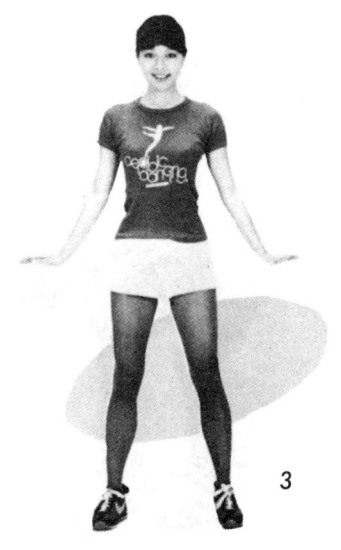

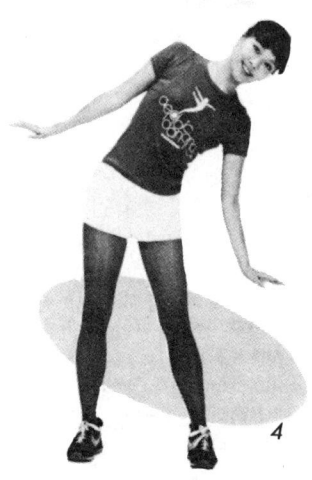

1. 발을 조금 옆으로 벌리고, 양손은 손등을 위로 향해 옆에 놓는다.
2. 상체는 앞을 향한 채 허리를 오른쪽으로 부드럽게 굽힌다.
3. 처음의 자세로 돌아간다.
4. 같은 식으로 반대쪽도 반복한다.

HAMSTRING STRETCH
함스트링 스트렛치
■ 등과 허벅지의 스트렛치

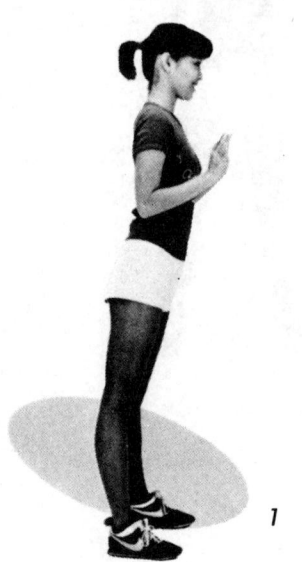

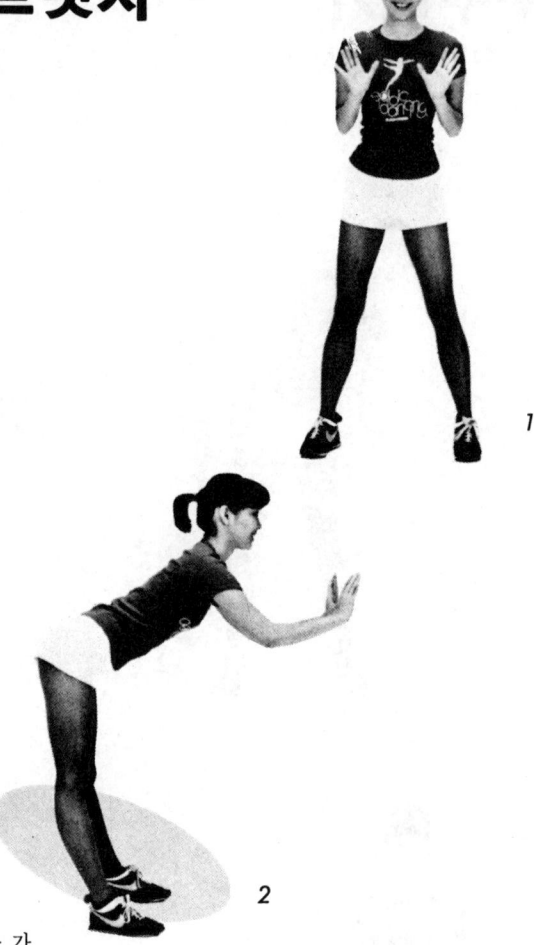

1. 발을 어깨폭만큼 벌리고, 양손을 가슴 앞에 놓는다.
1'. 정면에서 본 기본자세.
2. 양손을 앞으로 누르면서, 상체를 천천히 앞으로 굽힌다.
3. 손을 바닥에 대고, 그런 상태로 8카운트를 센다.
   무릎은 긴장시키지 않고, 조금 굽을 정도로 가볍게 한다.
   얼굴은 아래로 향하지 말고, 위로 올린다. 마루에 손이 닿지 않아도상관없다. 자신의 페이스가 가능한 곳에서 멈춘다. 4,5,6,7스냅을 4회하면서 천천히 일어난다.

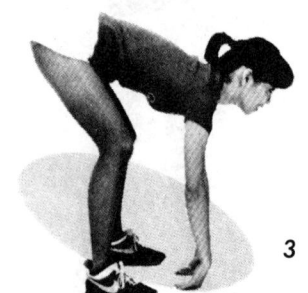

FLEXIBILITY

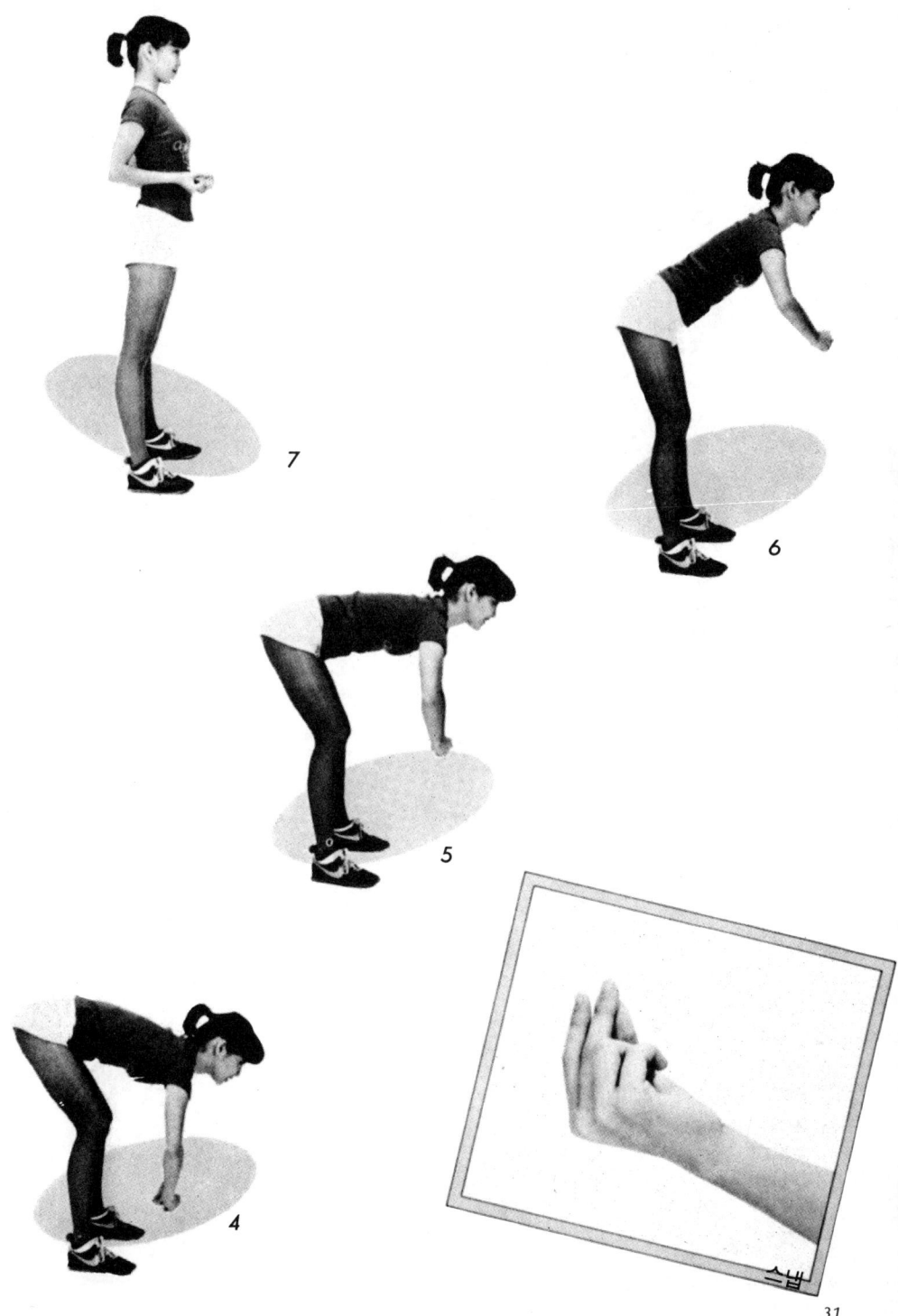

FLEXIBILITY

SPORTY STRETCH
스포티 스트렛치
■ 허벅지의 스트렛치

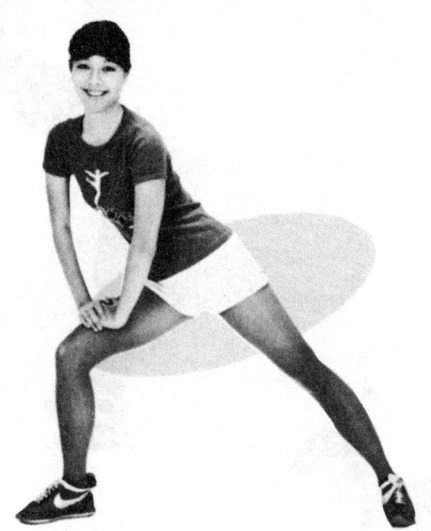

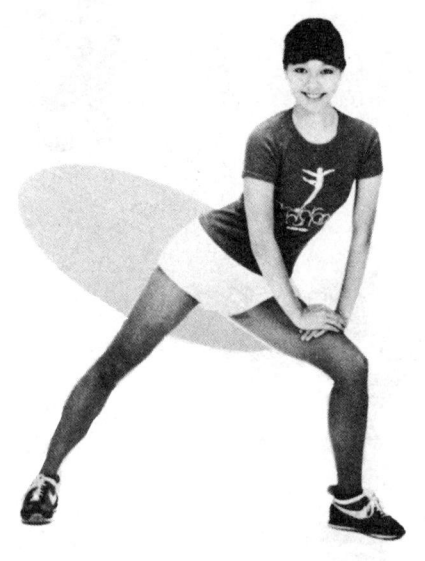

1. 오른발을 120~150cm정도 옆으로 발끝을 비껴 앞으로 향해 내딛는다. 체중은 좌우 균등하게 두고 오른쪽 무릎을 굽힌다.
   왼발은 발끝을 앞으로 향하고 쭉 뻗는다.
2. 왼쪽도 똑같이 한다.

※ 각각 16카운트를 헤아린다.

제3장
복근운동
Situp

복부의 근육을 조이는 운동.

처음에는 힘들면 그만두고 차츰 늘려간다. 최대로 30회 정도가 적당하다. 이 운동은 주 5회 정도 한다.

Sit Up은 Dance만큼 즐겁지 않을지도 모른다. 그래도 음악에 맞추기도 하고, 텔레비젼을 보면서 하면 즐겁게 할 수 있을 것이다.

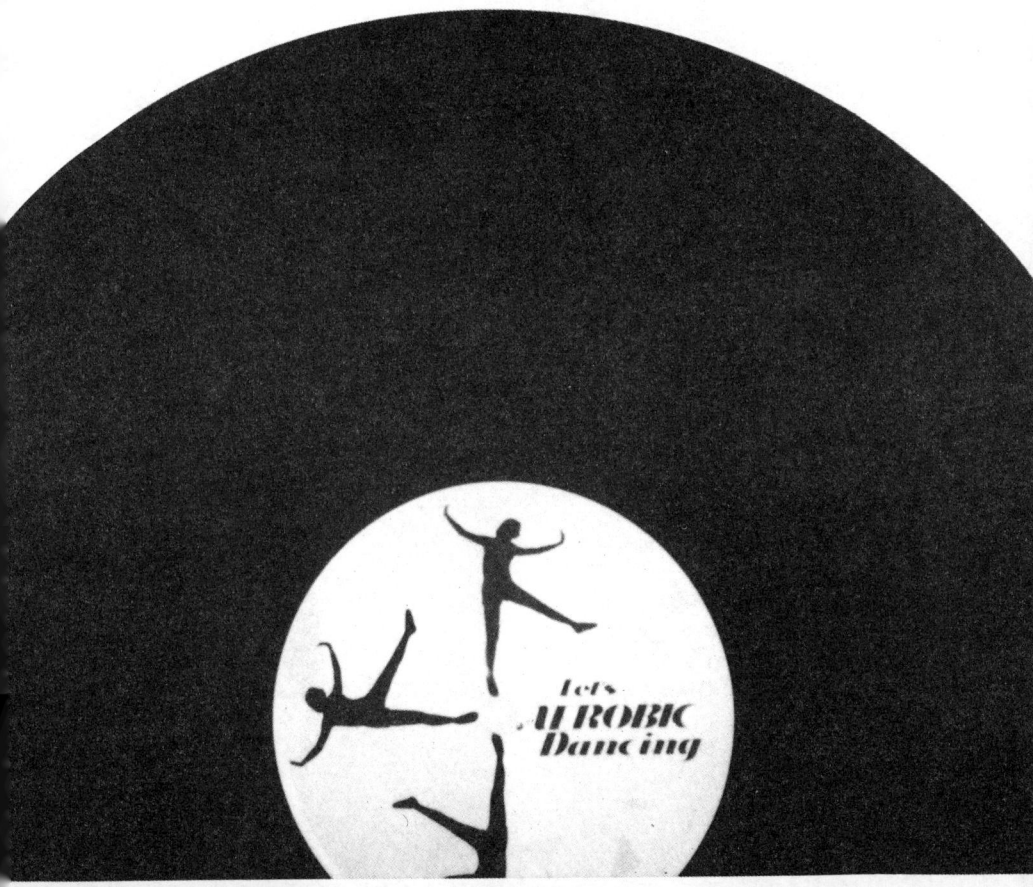

SITUP KNEE KNEE
싯업·니 니
■ 복부의 근육을 조이는 운동

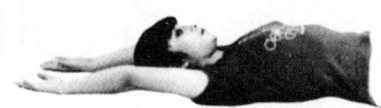
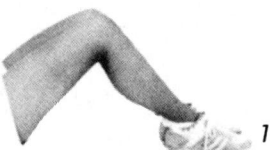

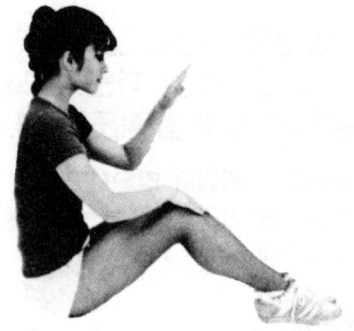

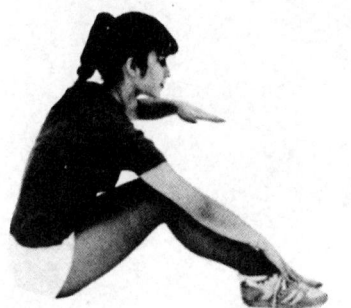

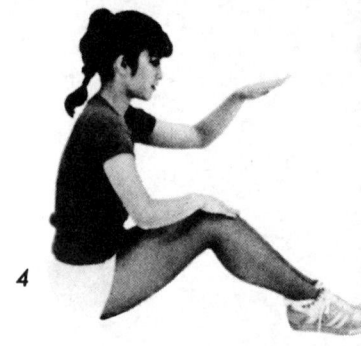

1. 등을 바닥에 대고 위를 보고 눕는다. 양무릎을 굽히고, 양손은 머리위로 뻗는다.
2. 천천히 일어나면서 오른손으로 오른쪽 무릎, 왼손으로 왼쪽 무릎을 교대로 두드린다. 카운트1,2
3. 발끝을 우, 좌 교대로 가볍게 두드린다. 카운트3,4
4. 다시 무릎을 우, 좌 교대로 두드린다. 카운트5,6

SITUP STRETCHES

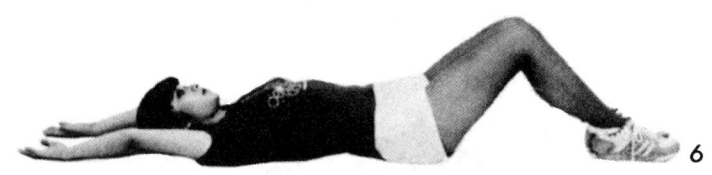
6

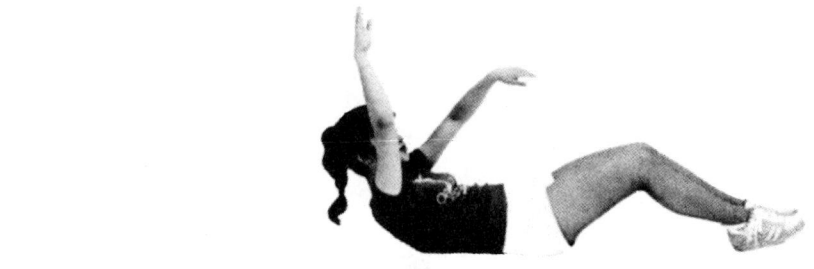
5"

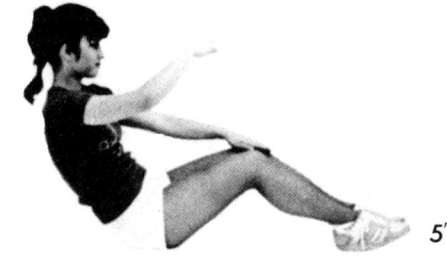
5'

5, 5', 5". 천천히 등을 바닥에 대고 눕
는다. 카운트 7
6. 원위치로 돌아간다. 카운트 8

※ 결코 무리를 하지말고 천천히 자신
의 페이스에서 한다. 처음에는 **4**
회정도 반복하는 것에서 시작해, 점
차 늘려가도록 하면 좋을 것이다.
최대 **30**회 정도가 적당한다. 이 운
동은 주 **5**회 정도 한다.

※ 무릎을 굽히는 것은 등아래 부분에
스트레스가 쌓이지 않기 위해서와
복부의 근육에 효과가 있기 때문이
다.

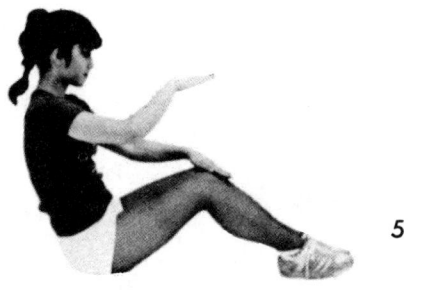
5

싯엎 이외의 풀로워 스트렛치

WRINGER
링거
■ 목과 등의 아랫부분, 올린 다리의 장딴지의 관절과 허리의 스트렛치

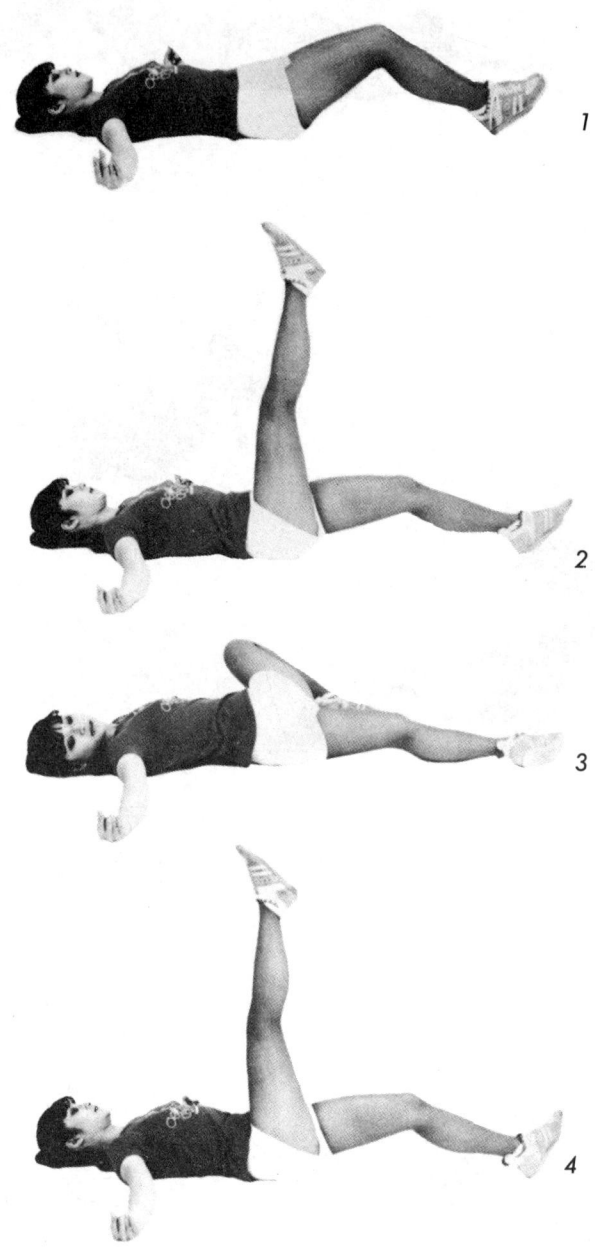

SITUP STRETCHES

1. 무릎을 굽히고 위를 향해 눕는다. 양손은 어깨위치에서 옆으로 벌린다.
2, 3. 오른발을 올리고 왼쪽 바닥에 붙인다. 얼굴은 오른쪽으로 향한다. 카운트 1,2
4, 5. 다시 오른발을 올리고 원위치로 돌아온다. 카운트3,4
1′, 2′, 3′. 왼쪽도 같은 모양으로 한다.

※ 우, 좌 교대로 2회씩 한다.

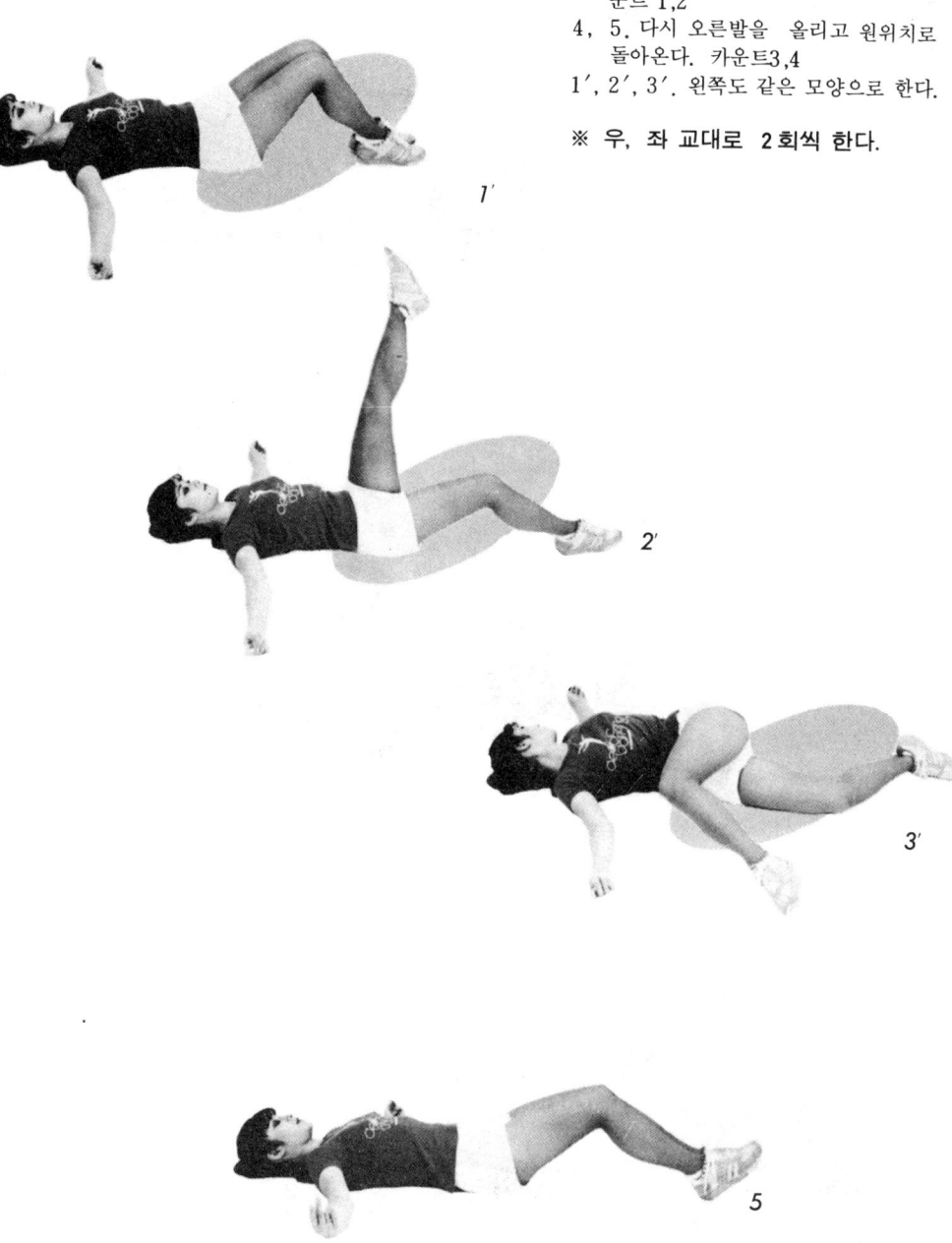

싯잎 이외의 플로워 스트렛치

LEGLIFT TAP-TWO KNEELIFT TAP-TWO

랙 리프트 탭-투
니 리프트 탭-투

■ 허벅지와 발목의 스트렛치

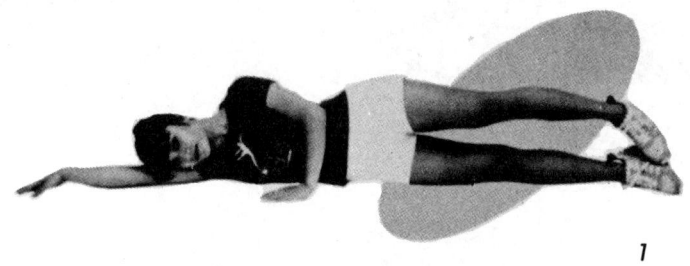

1

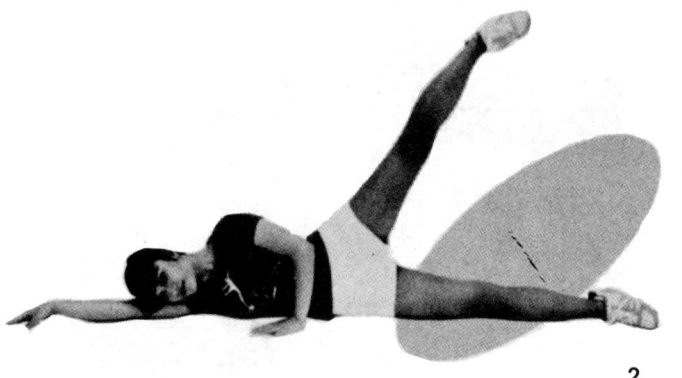

2

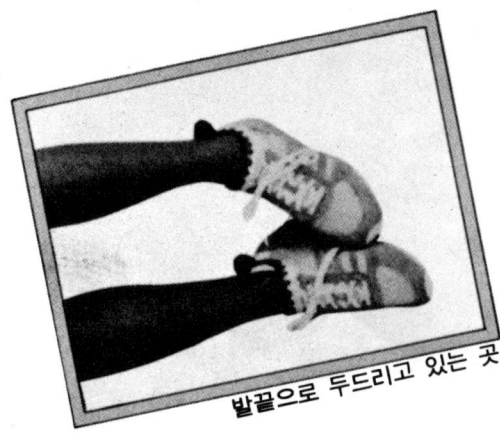

발끝으로 두드리고 있는 곳

SITUP STRETCHES

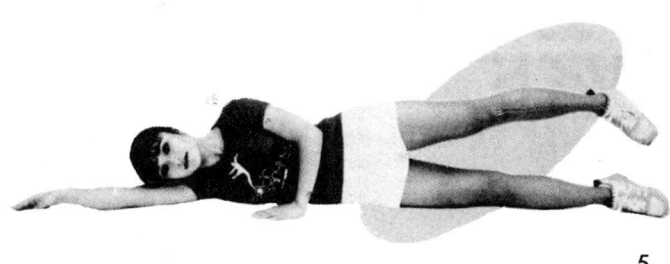

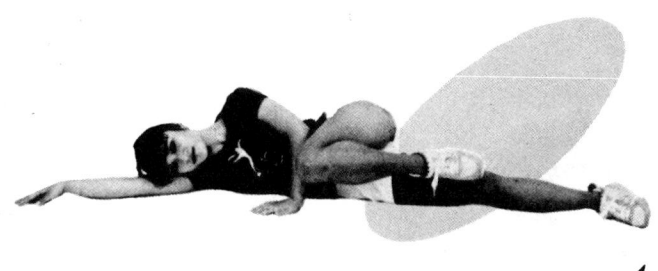

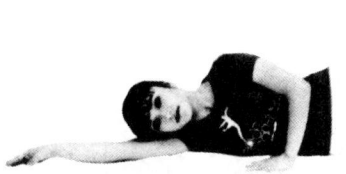 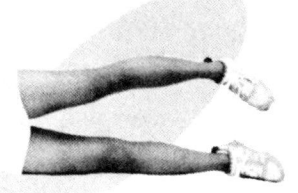

1. 몸의 오른쪽을 바닥에 대고, 양발을 모으고 옆으로 향해 눕는다. 오른손은 위로 뻗어 머리를 그 위에 얹고 왼손으로 바닥을 떠받친다.
2. 발끝은 아래로 향한 채 60cm정도 왼발을 위로 올린다. 카운트 1
3. 왼발을 내리고, 발끝으로 가볍게 2회 두드린다. 카운트 2
   2, 3을 반복한다. 카운트 3, 4
4. 무릎을 복부에 가깝도록 하여 굽힌다. 카운트 5
5. 원상태로 돌아가서 발끝으로 2회 두드린다. 카운트 6
   4, 5를 반복한다. 카운트 7, 8

※ 2회 반복하고 나면, 반대쪽으로 똑같이 2회 한다.
   허벅지의 뒤쪽을 의식하고 발을 올린다.

싯옆 이외의 플로워 스트렛치

STATIC STRETCH FORWARD AND SIDE

스타틱 스트렛치 포 월드 엔드 사이드

■ 허벅지의 안쪽, 장딴지, 발목의 스트렛치

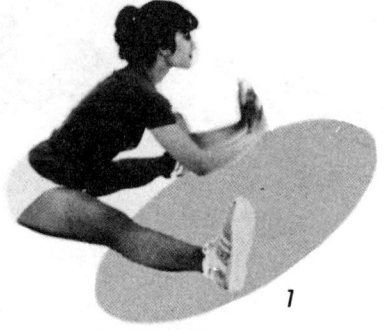

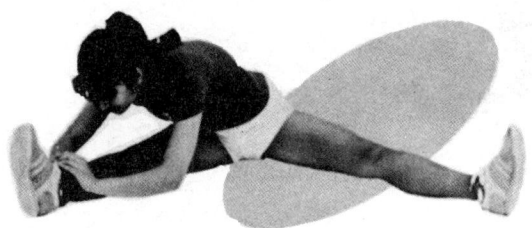

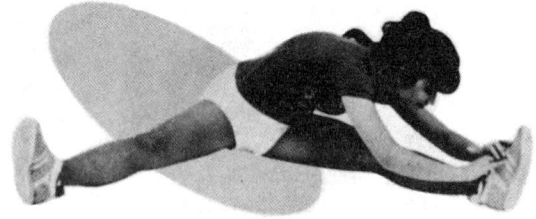

무리하지 않을 정도로 벌리고 앉는다.
1. 양손을 앞으로 뻗고 상체를 허리부터 앞으로 쓰러뜨린다.
   그대로 16카운트를 센다.
2. 오른발쪽으로 상체를 쓰러뜨린다. 16카운트

3. 왼발쪽으로 상체를 쓰러뜨린다. 16카운트

※ 무리를 하지말고 천천히 한다.
앞과 옆으로 뻗고 있을 때 절대 쭉쭉 밀거나 탄력을 주어서는 안된다 조용히 할 수 있는 데까지 충분히 뻗어보자.

제4장
웜-업
Warm-up

이것은 안전을 위해 아주 중요한 운동이다.

근육의 온도를 높이고, 댄스를 하기 쉬운 상태로 한다.

심플한 움직임과 콤비네이션으로 할 수 있다.

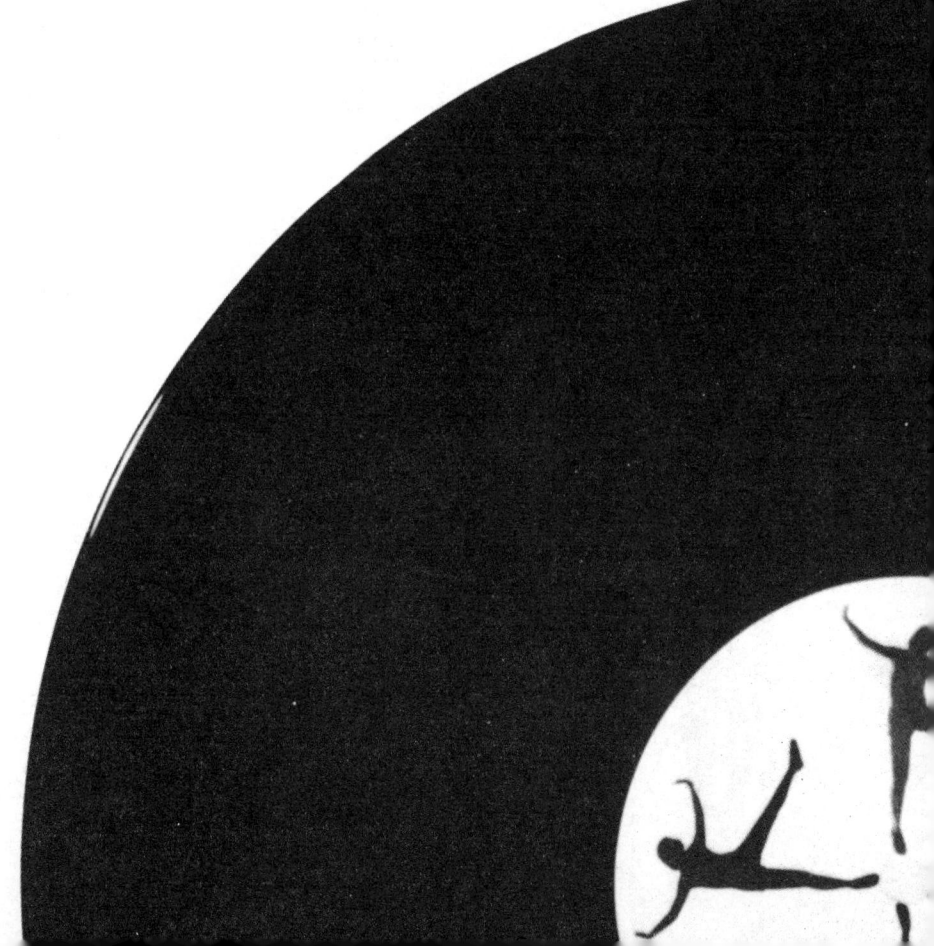

KNEEBENDS BOOGIE POINTS SNAP 2
니 벤즈 부기 포인트 스냅 2

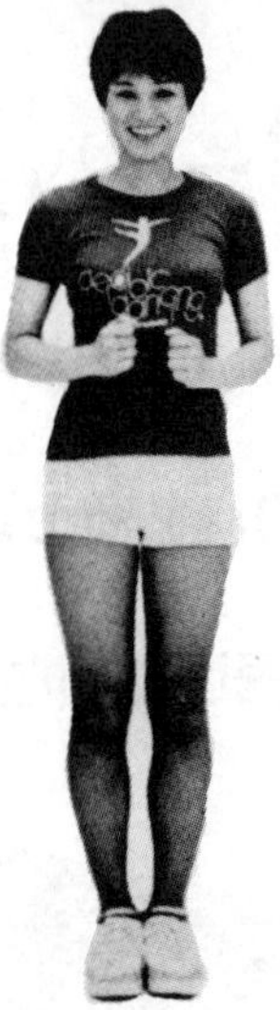

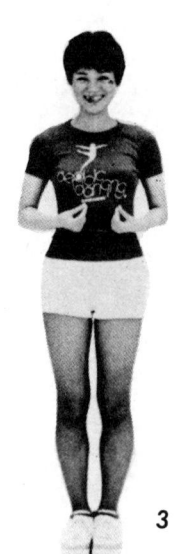

1. 양발을 모으고 서서, 양손은 가볍게 쥐고 허리의 위치에 놓는다.
2. 무릎을 굽히고 오른손으로 아래, 왼손으로 위를 가리킨다. 카운트 3
3. 다리를 펴는 동시에 손을 허리위치로 가져와 스냅을 2회 한다. 카운트 2
4. 무릎을 굽히고, 오른손으로 위, 왼손으로 아래를 가리킨다. 카운트 3
5. 3과 똑같다. 카운트 4

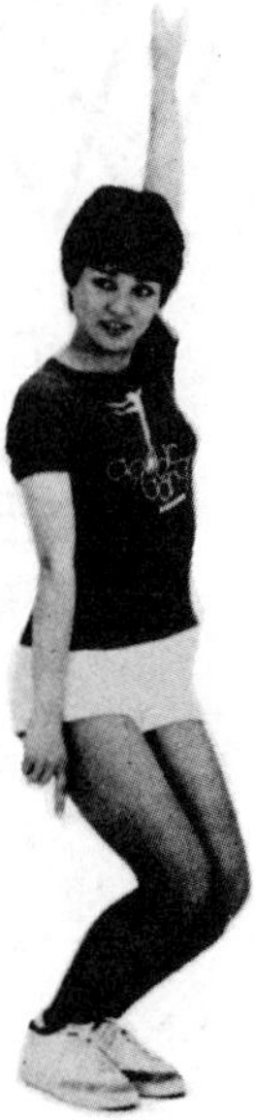

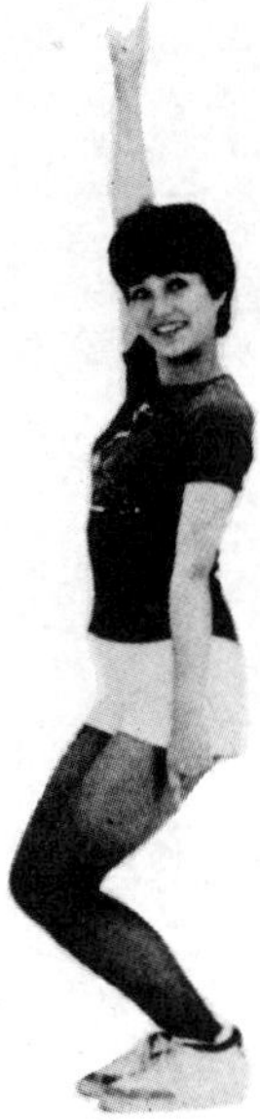

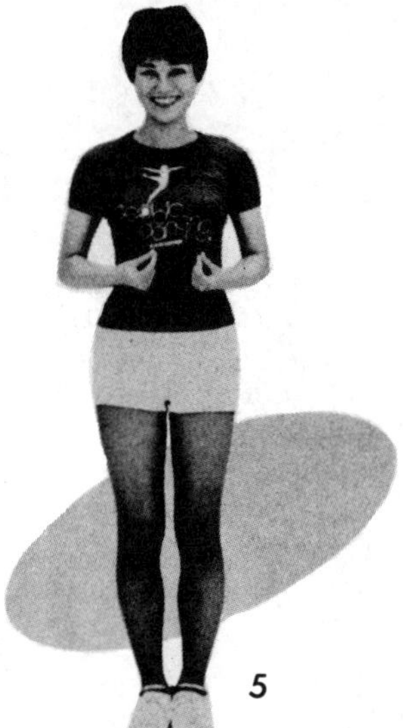

※ 우, 좌 각각 2회씩 한다. 방향은 앞을 향한 채 사진과 같이 조금 비스듬히 향해도 상관없다.
★ 무릎을 굽히는 동시에 양손을 쭉 뻗는 것이 포인트이다.

WARM UP

KNEEBEND SWEEP
니 벤드 스위프

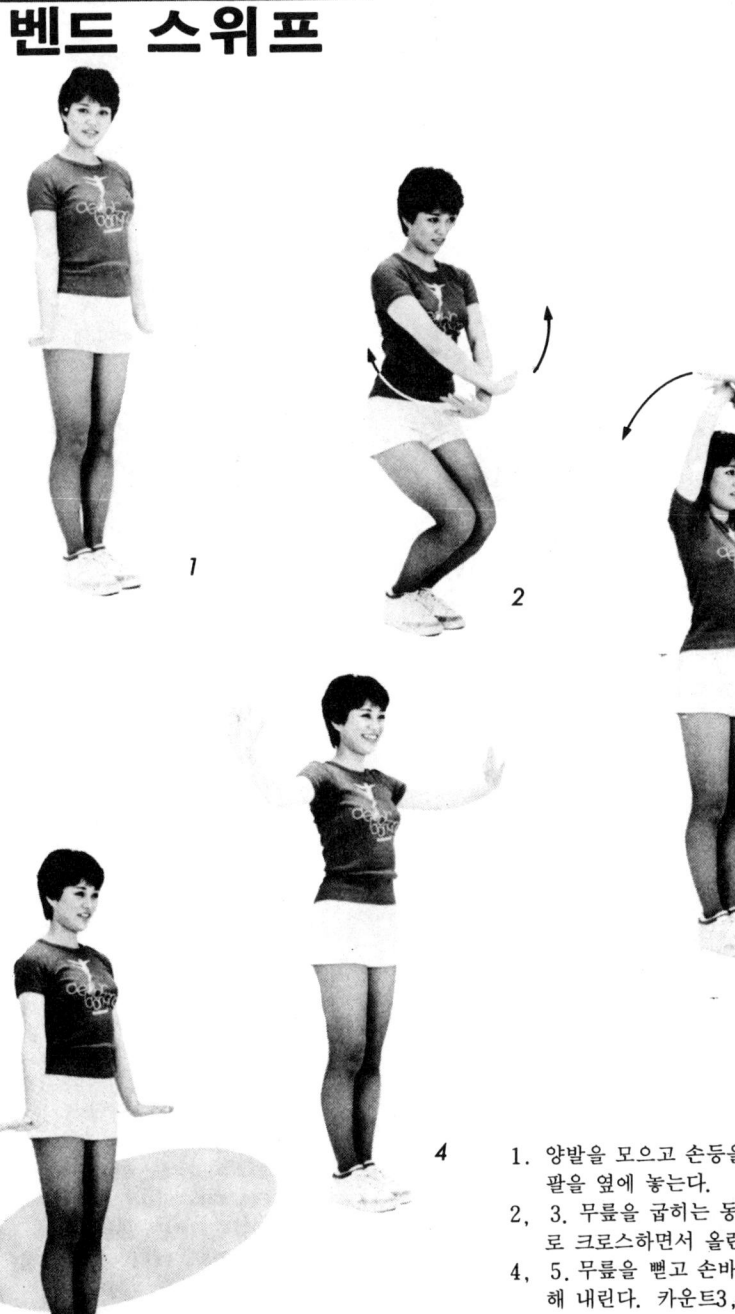

1. 양발을 모으고 손등을 위로 향해 양팔을 옆에 놓는다.
2, 3. 무릎을 굽히는 동시에 양팔을 위로 크로스하면서 올린다. 카운트1,2
4, 5. 무릎을 뻗고 손바닥을 밖으로 향해 내린다. 카운트3,4

※ 1회를 4카운트로 2회한다.

KNEELIFT PUSH PULL
니 리프트 풋쉬 풀

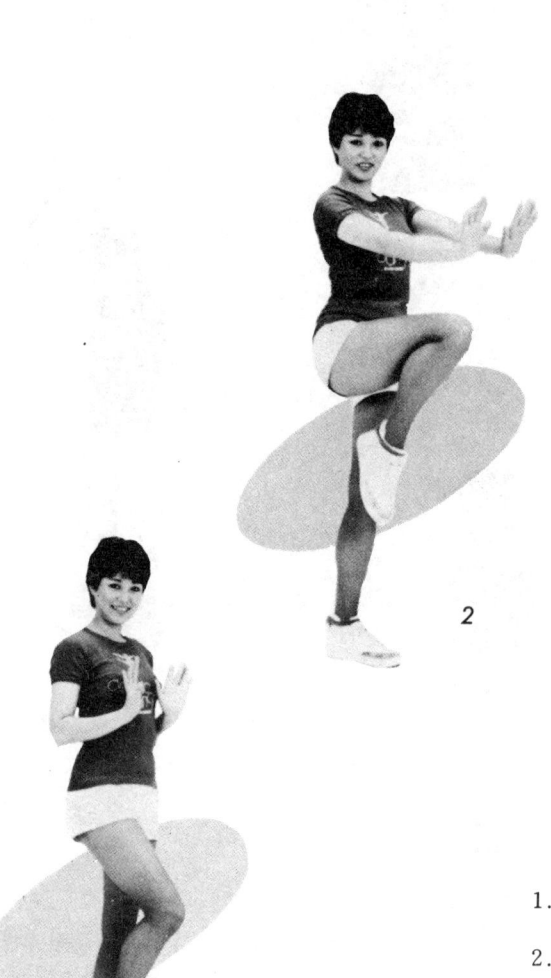
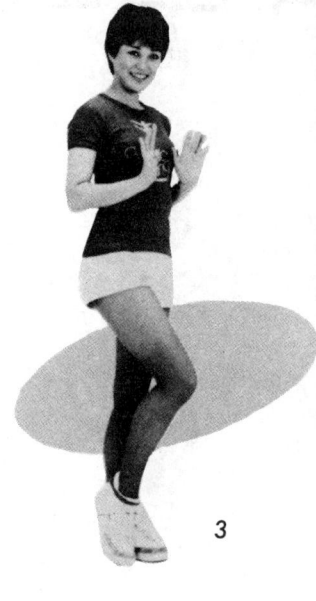

1. 왼발에 체중을 옮기고 양손바닥을 앞으로 향해 가슴앞에 놓는다.
2. 오른쪽 무릎을 올리는 동시에 양팔을 앞으로 밀어낸다.
3. 오른쪽 무릎을 내리는 동시에 양팔을 가슴앞으로 끌어온다.
4, 5. 왼쪽도 똑같이 한다.

※ 우, 좌 각각 **4** 회씩 한다. 허벅지에 아주 효과가 있다.

WARM UP

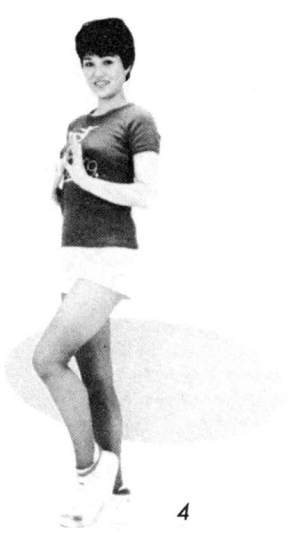

4

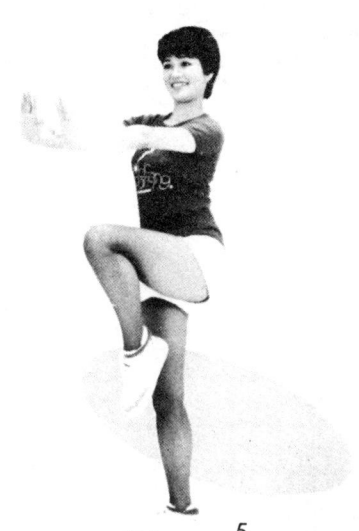

5

SIDE BENDS
사이드 벤즈

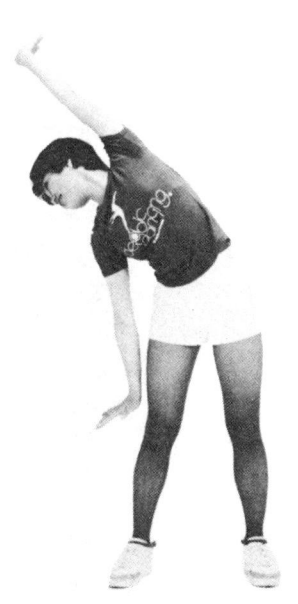

1

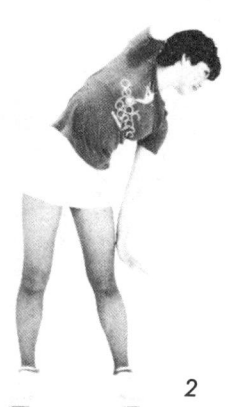

2

양발을 조금 벌리고, 손등을 위로 향해 양팔을 옆에 놓는다. (p.29 - 1 과 같은 포오즈)

1. 상체를 오른쪽으로 쓰러뜨리면서 왼팔을 올리고 원위치로 돌아온다.
2. 상체를 왼쪽으로 쓰러뜨리면서 오른팔을 올리고 원위치로 돌아온다.

※ 우, 좌 교대로 **4** 회씩 한다.
   올리고 있는 쪽의 옆구리는 쭉 편다.

CROSS STEP CROSS KNEE

크로스 스텝 크로스 니

1

2

3

4

5

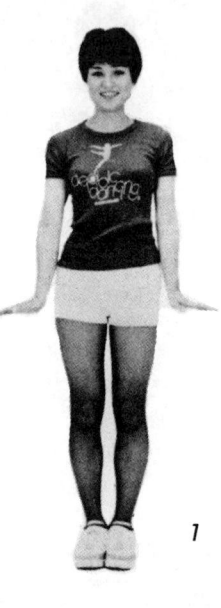

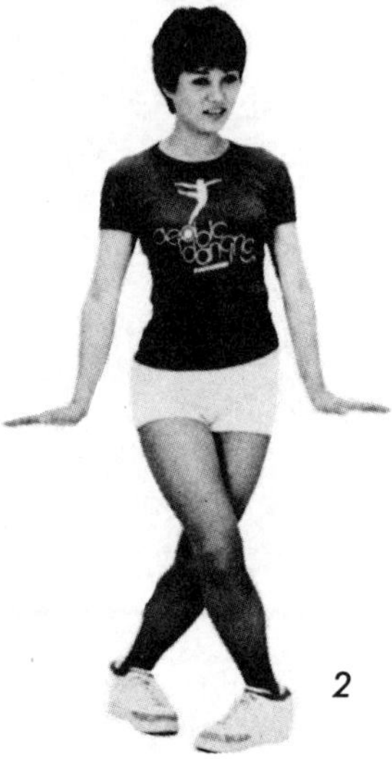

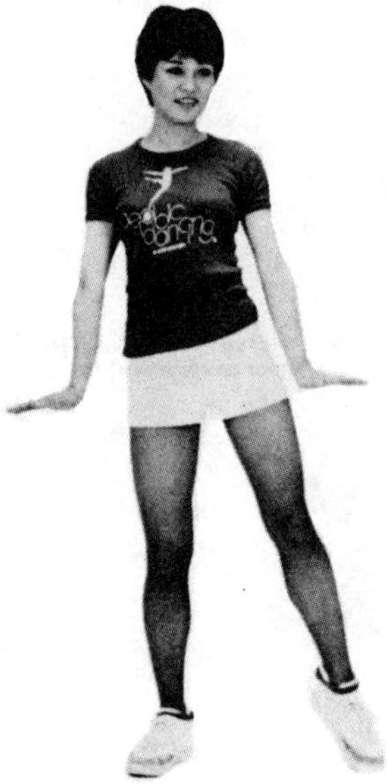

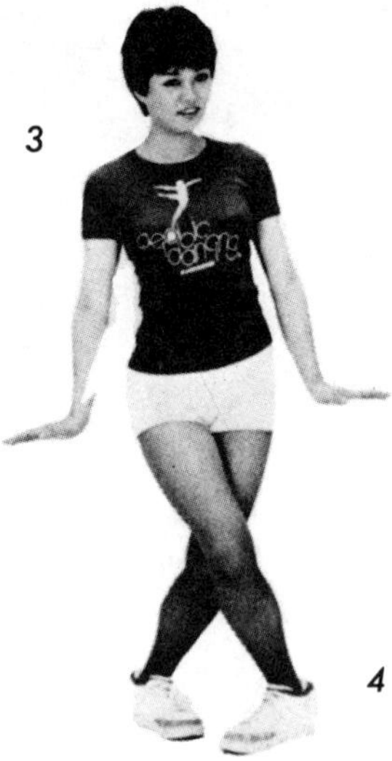

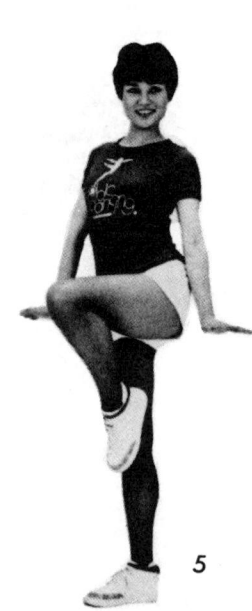

WARM UP

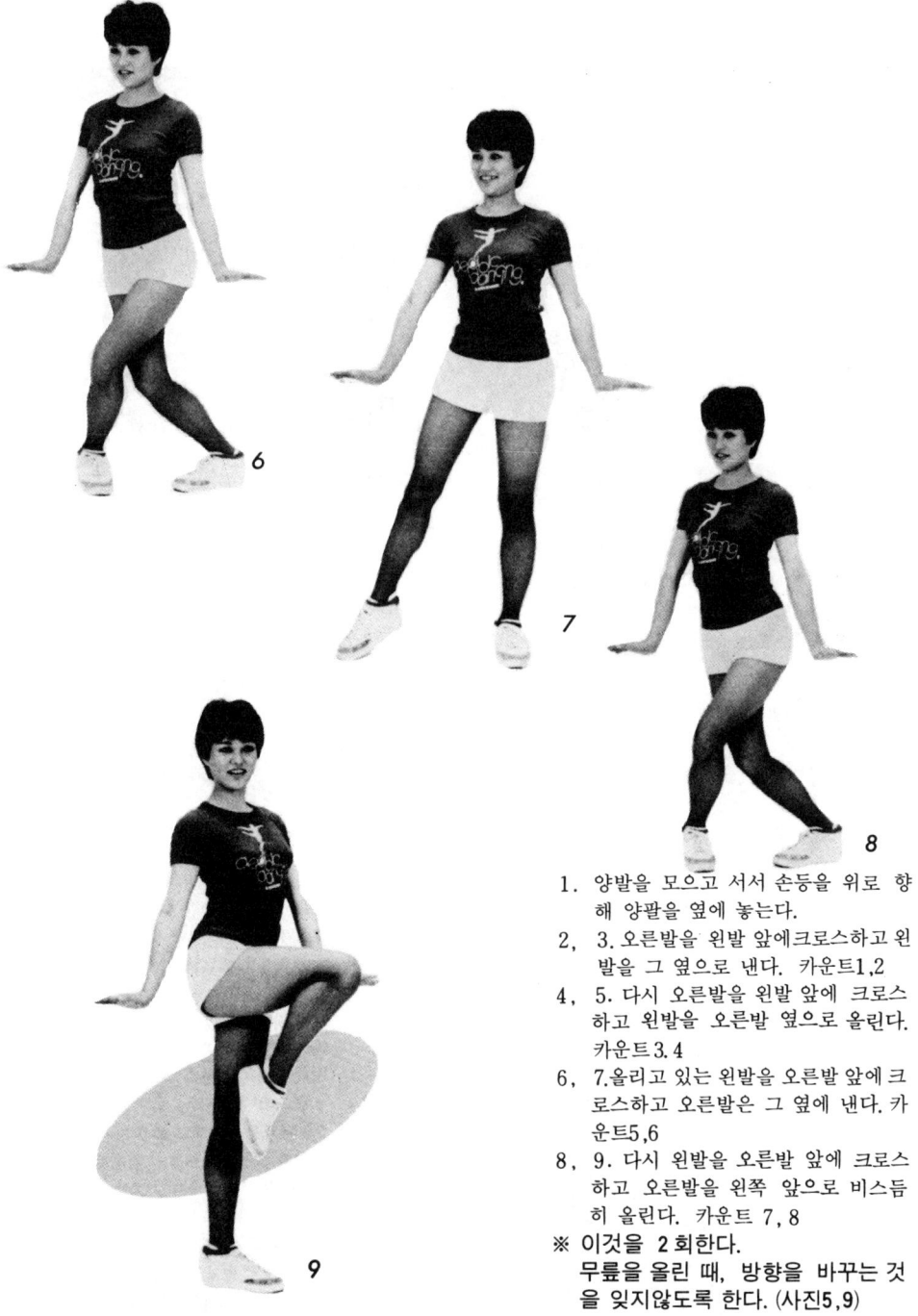

1. 양발을 모으고 서서 손등을 위로 향해 양팔을 옆에 놓는다.
2, 3. 오른발을 왼발 앞에 크로스하고 왼발을 그 옆으로 낸다. 카운트1,2
4, 5. 다시 오른발을 왼발 앞에 크로스하고 왼발을 오른발 옆으로 올린다. 카운트3,4
6, 7. 올리고 있는 왼발을 오른발 앞에 크로스하고 오른발은 그 옆에 낸다. 카운트5,6
8, 9. 다시 왼발을 오른발 앞에 크로스하고 오른발을 왼쪽 앞으로 비스듬히 올린다. 카운트 7, 8

※ 이것을 2회한다.
무릎을 올릴 때, 방향을 바꾸는 것을 잊지않도록 한다. (사진5,9)

WARM UP

TWOSTEP ROLL IT
투 스텝 롤 이트

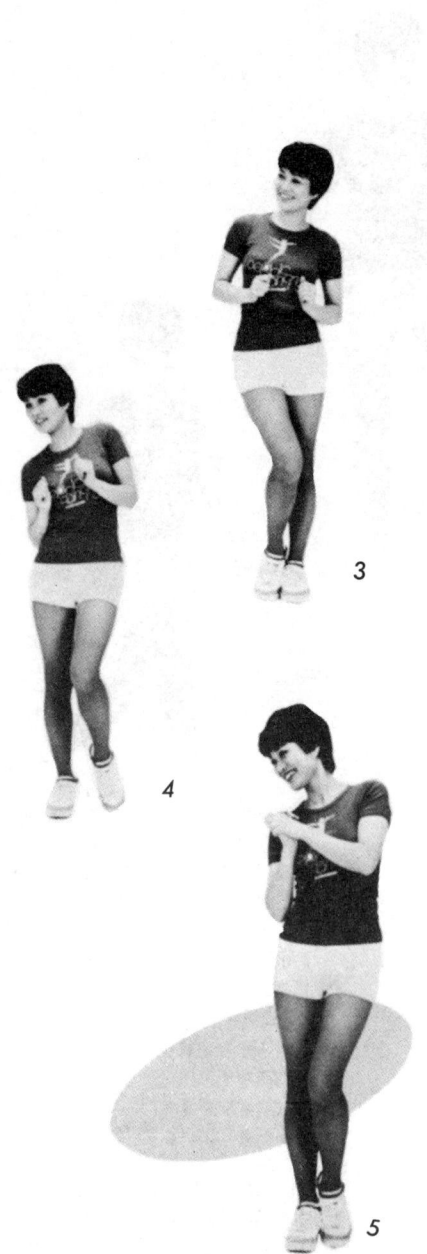
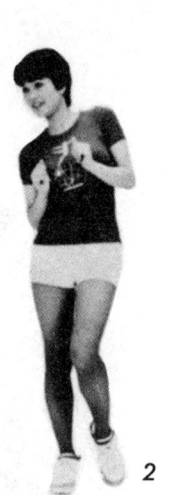
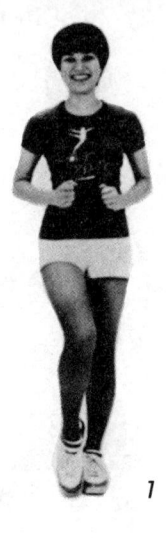
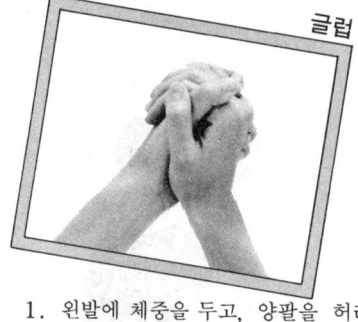

글립

1. 왼발에 체중을 두고, 양팔을 허리위치에 둔다.
2. 오른발을 조금 옆으로 내고, 체중을 둔다. 카운트 1
※ 팔꿈치는 벌어지지 않게, 옆구리에서 조인 채 가는 방향의 어깨를 조금 떨어뜨리는 듯한 기분으로 한다.
3. 왼발을 오른발에 모으고 왼발에 체중을 둔다. 카운트 2
4. 2를 반복한다. 카운트 3
5. 왼발을 오른발에 모으고, 오른발에 체중을 두고, 1회 손뼉을 친다. 카운트 4
※ 똑같이 왼발부터 왼쪽으로 이동해서 원위치로 돌아온다.
여기까지 1세트로 해서 2회 한다.

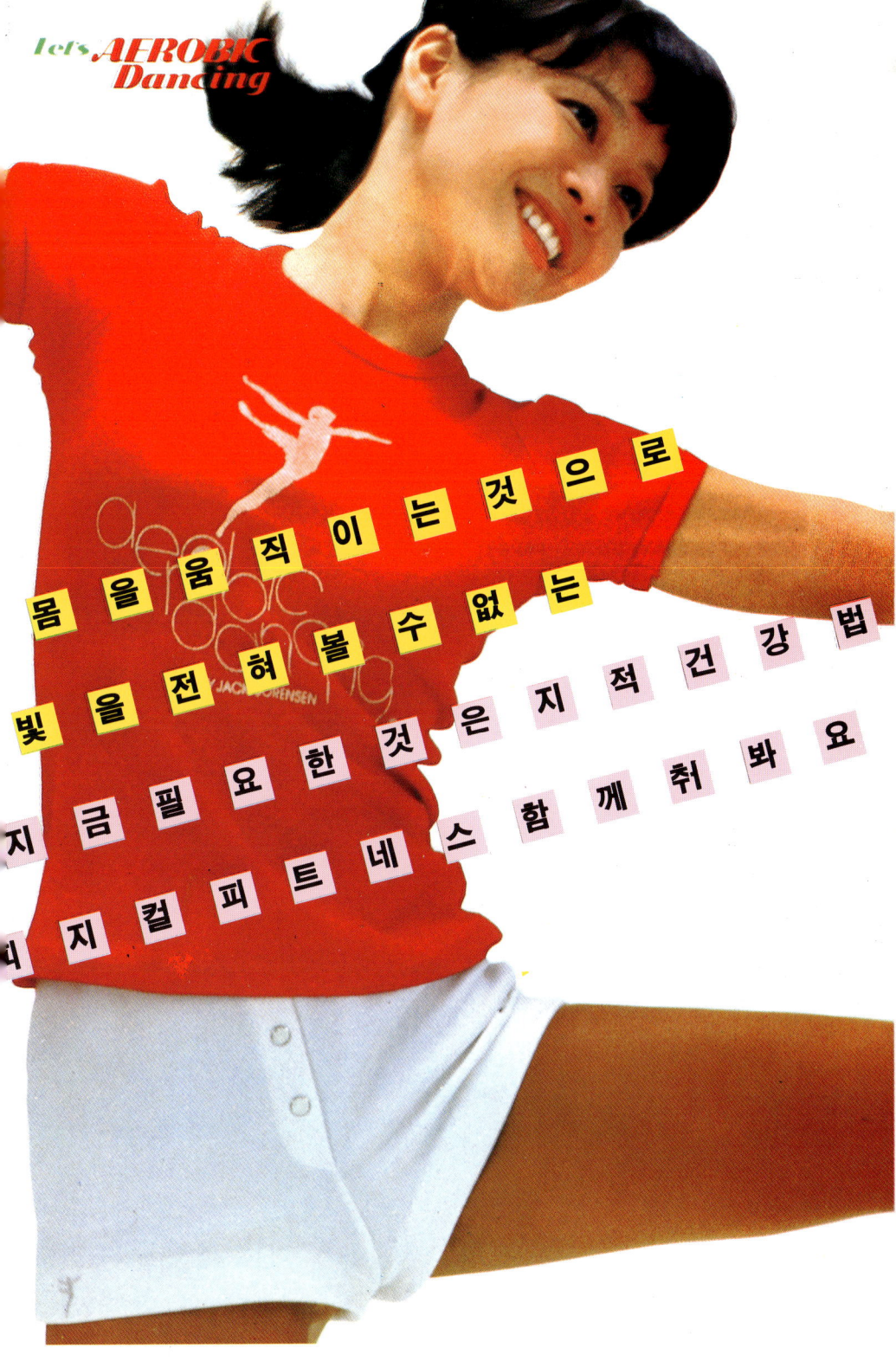

FAME

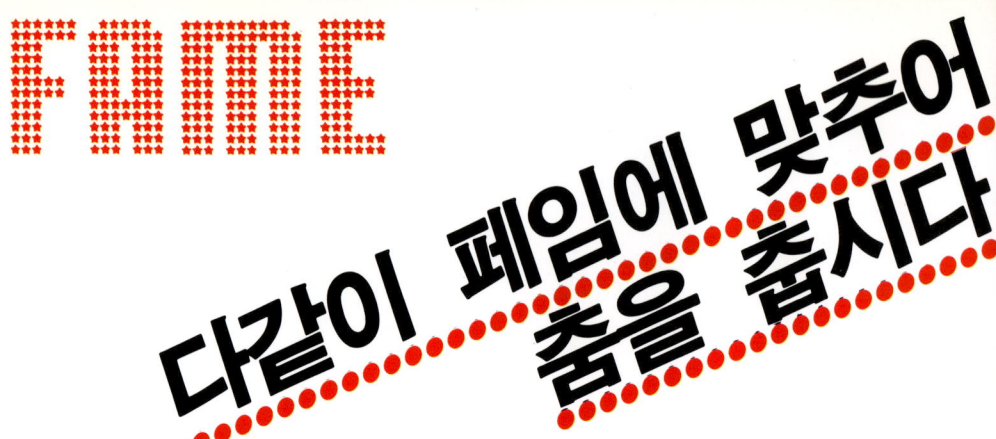

다같이 페임에 맞추어 춤을 춥시다

※ 곡은 양페이지에 걸쳐 흘러간다.
※ 한단락이 8 카운트이다.
※ 작은 구분은 4 카운트이다.
※같은 띠색이 반복되고 있는 부분은 같은 동작의 반복을 나타낸다.

| 웨이트 |
| 인트로우 |
| 허슬 죠그 |
| 인트로우 |

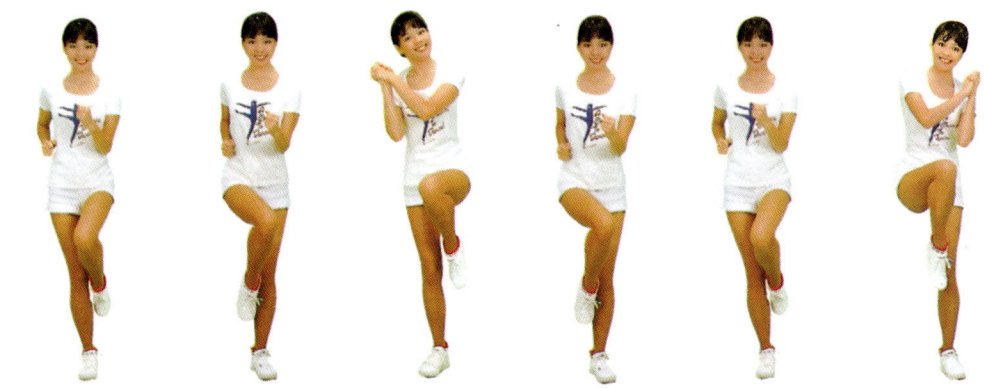

| 허슬 죠그 |
| 인트로우 |

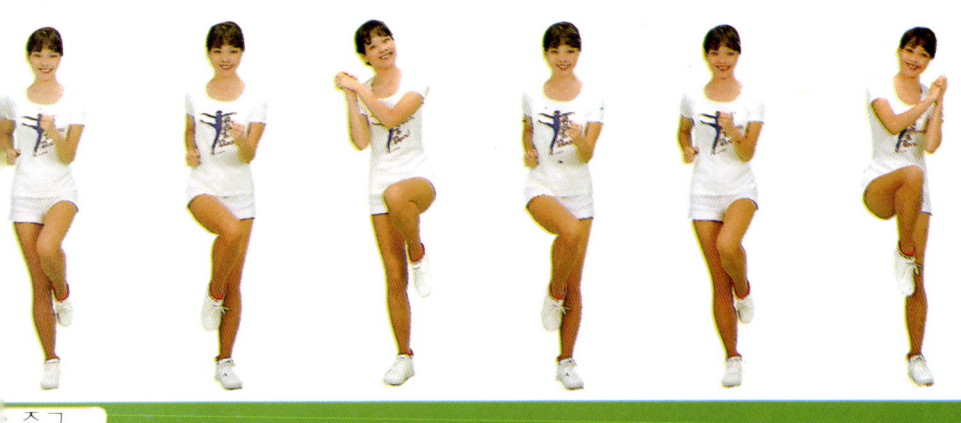

죠그

죠그

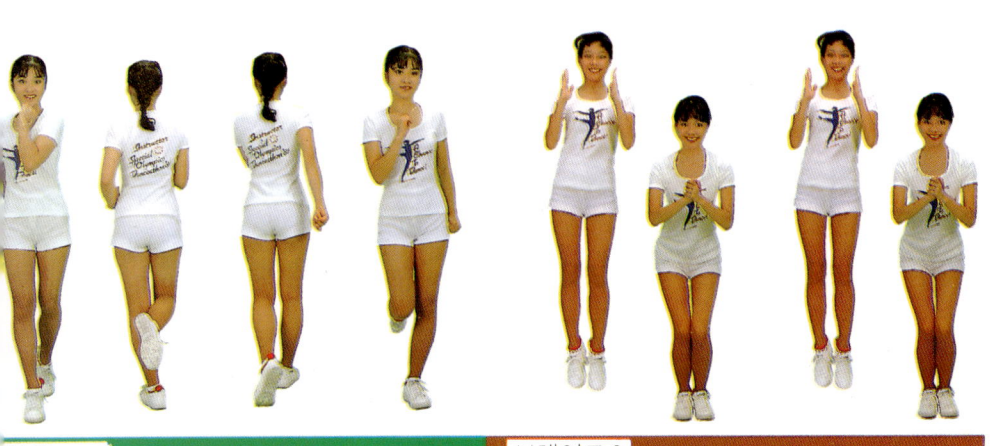

댄스 브레이크 2

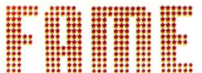

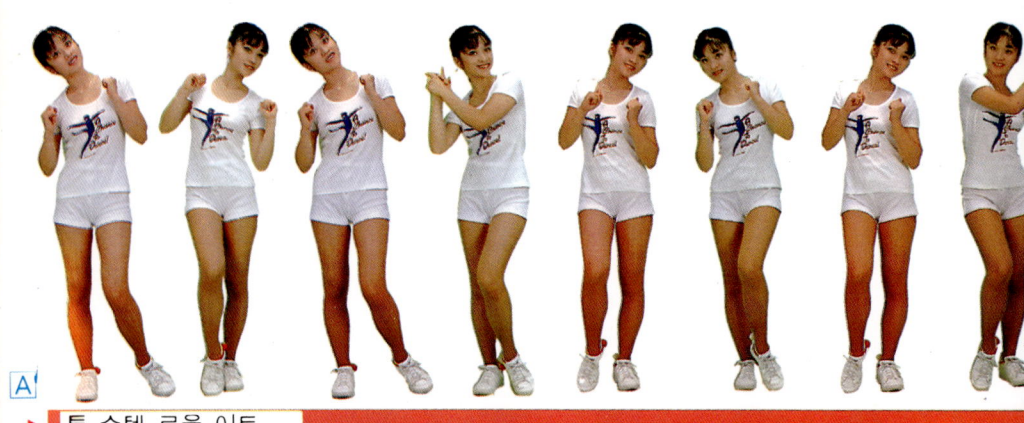

↪ 투 스텝 로울 이트
  여기서부터 노래에 들어간다.
↪ 투 스텝 로울 이트

↪ 투 스텝 로울 이트

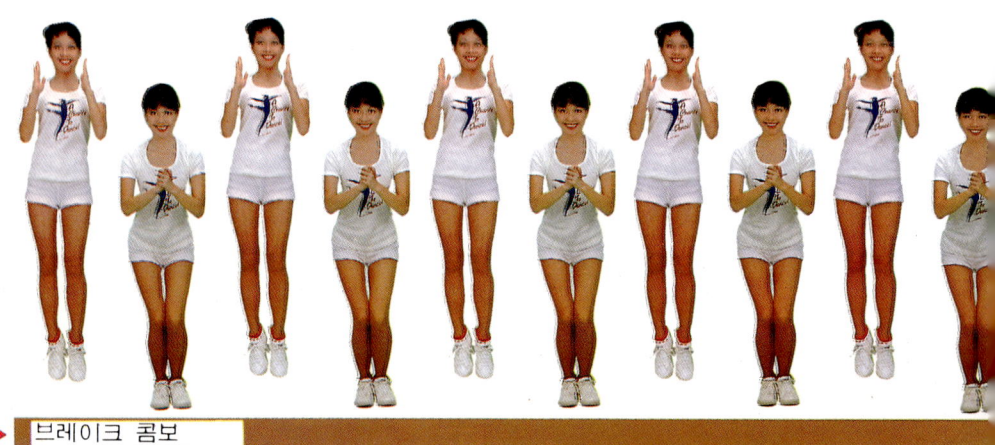

↪ 브레이크 콤보

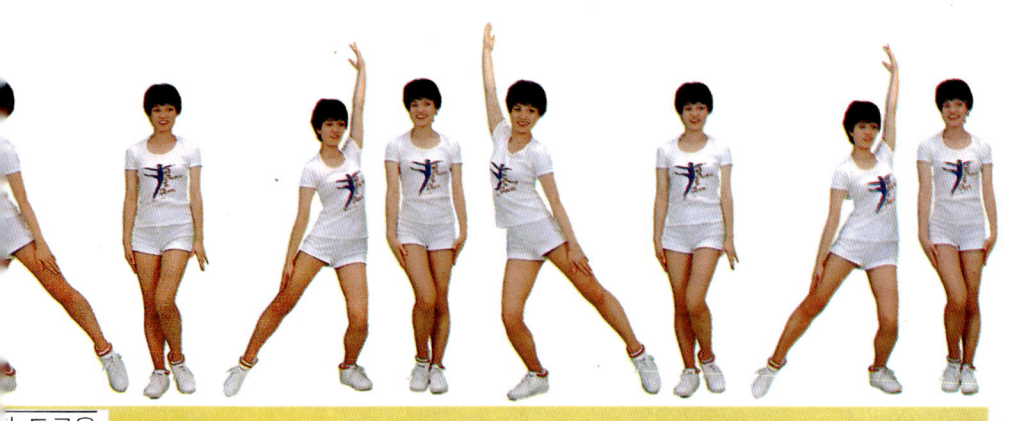

| 드로우 |
| 드로우 |
| 드로우 |

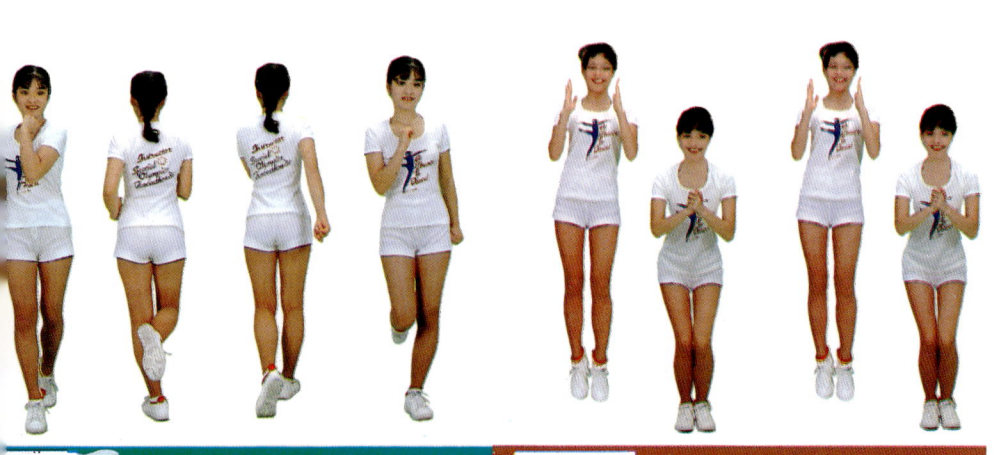

FAME

① ②

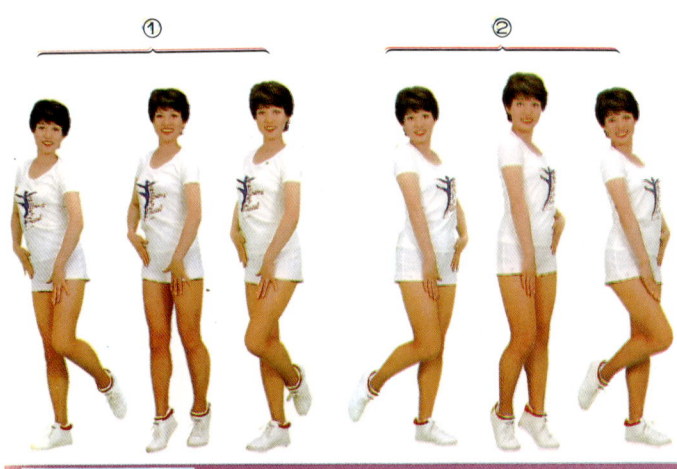

①②의 동작을 다시 한 번 반복한다.

B
→ 포니 스트레트
↳ 포니 스트레트
↳ 포니 스트레트
↳ 포니 스트레트

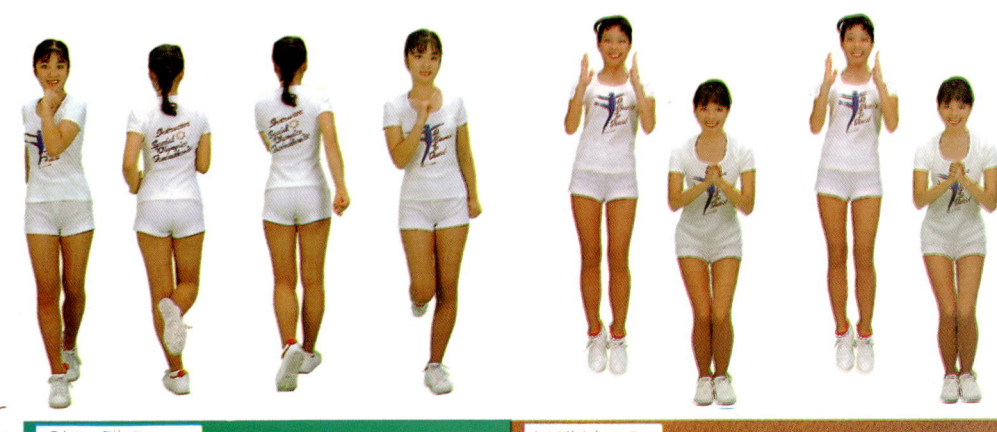

↳ 점프 댄즈   브레이크 2

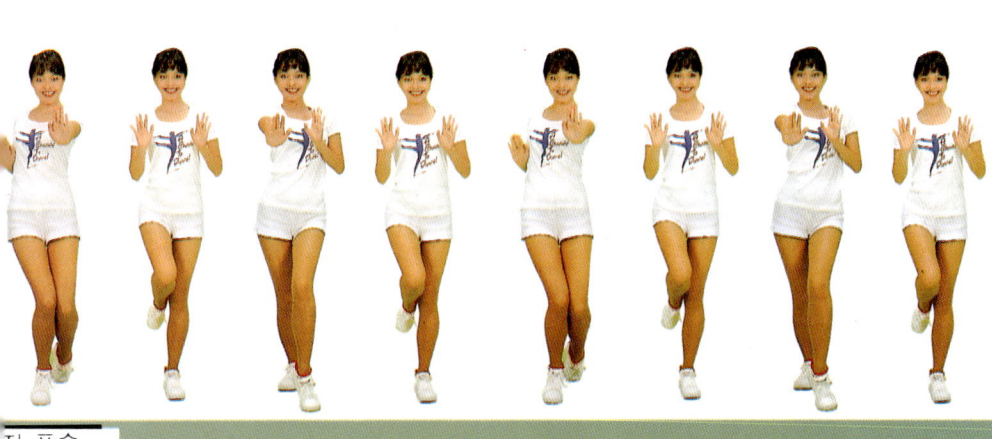

지 푸슈
지 푸슈
지 푸슈
지 푸슈

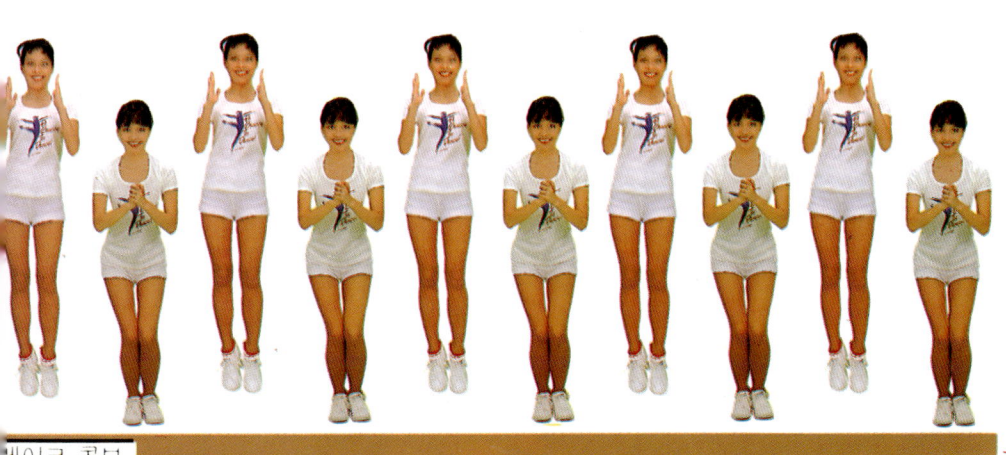

에이크 콤보

FAME

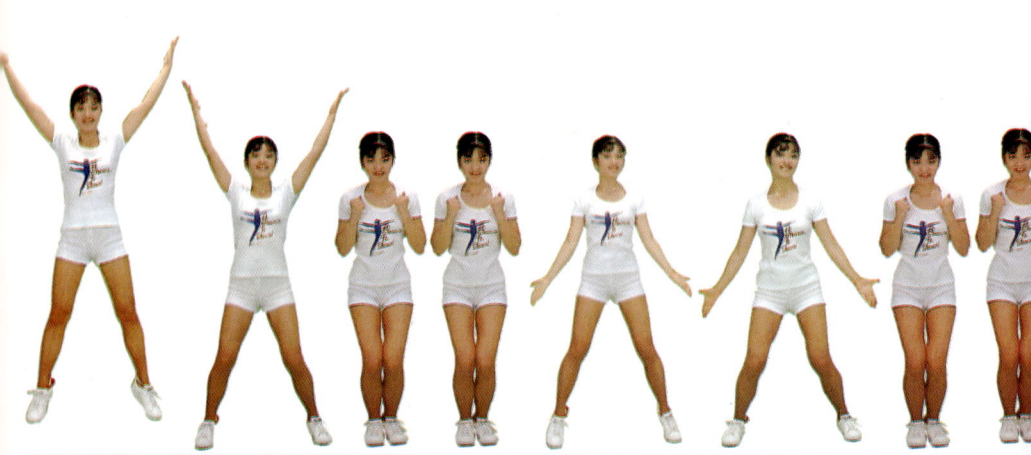

▶ J. J. 업 엔드 다운
「간주(間奏)

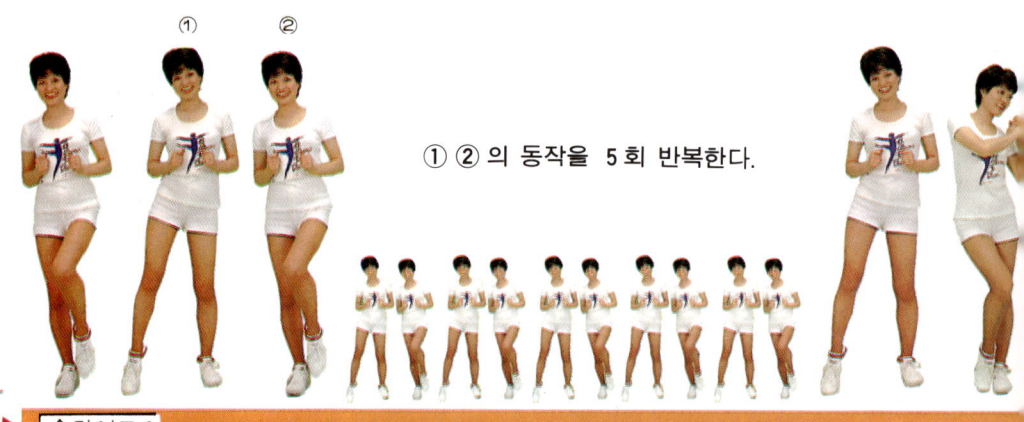

①②의 동작을 5회 반복한다.

▶ 슬라이드 8
「간주(間奏)

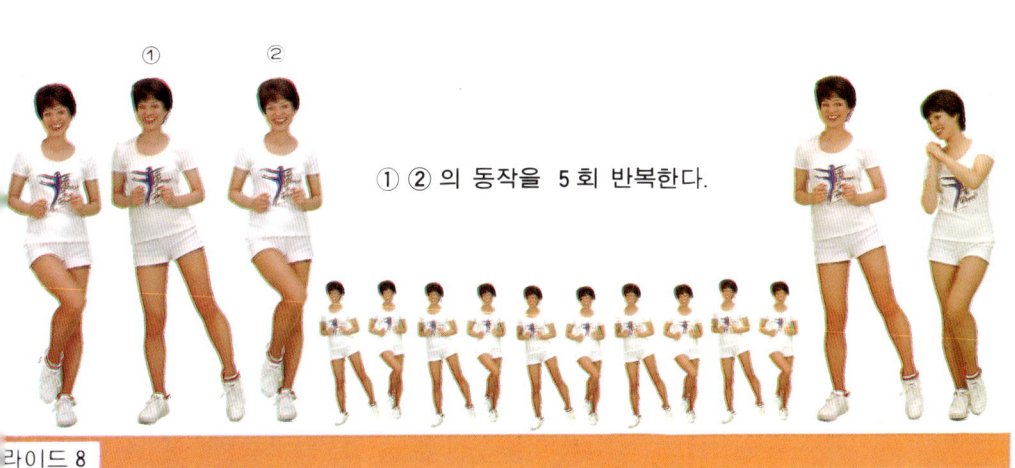

① ② 의 동작을 5회 반복한다.

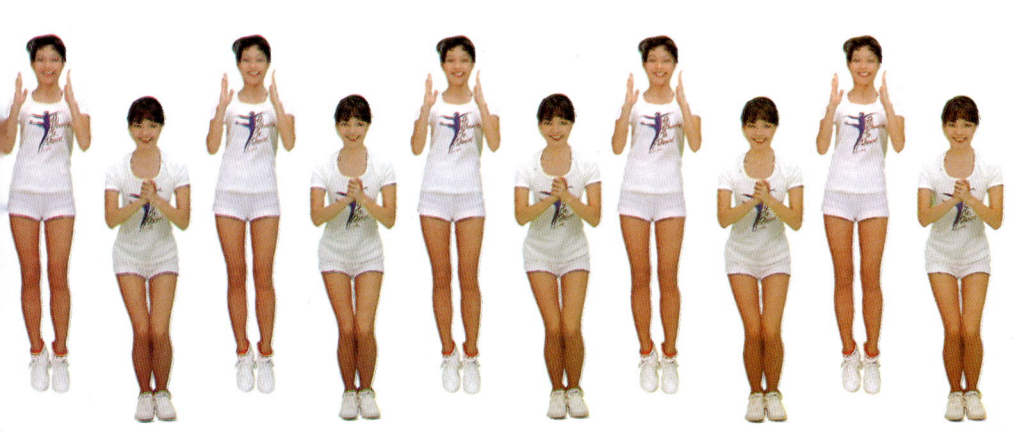

A 에 되돌아감

3対1

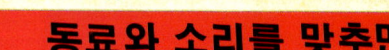
동료와 소리를 맞추면

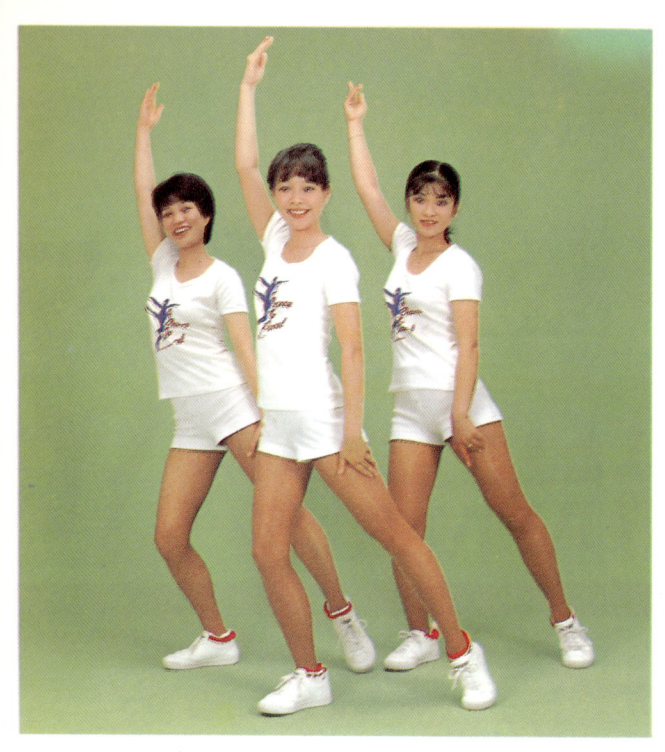

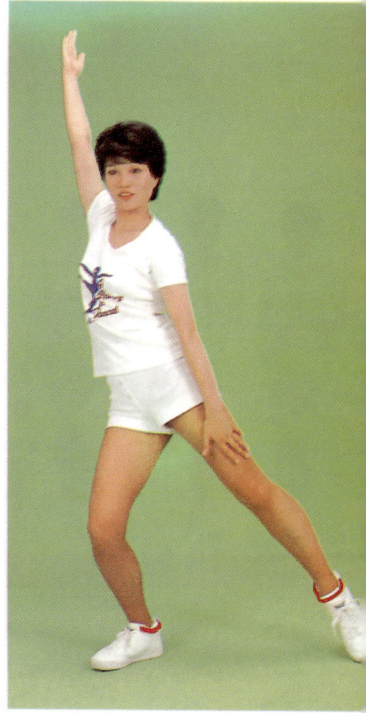

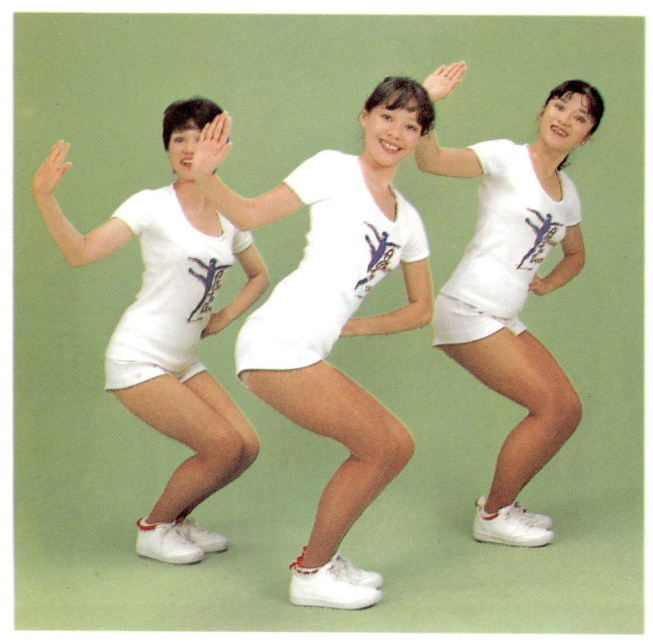

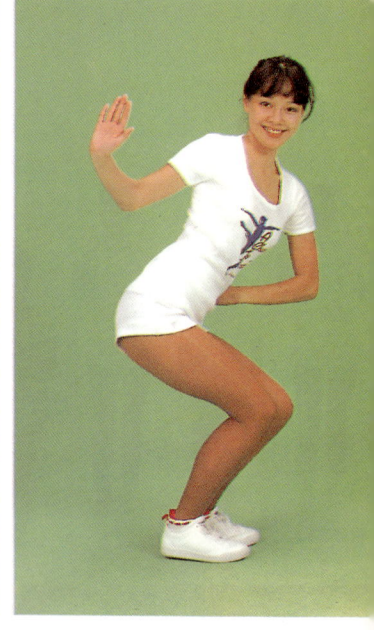

지컬 스타라도 될 듯이!

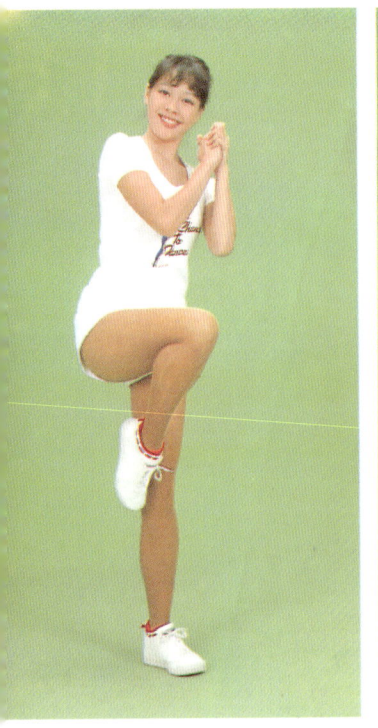
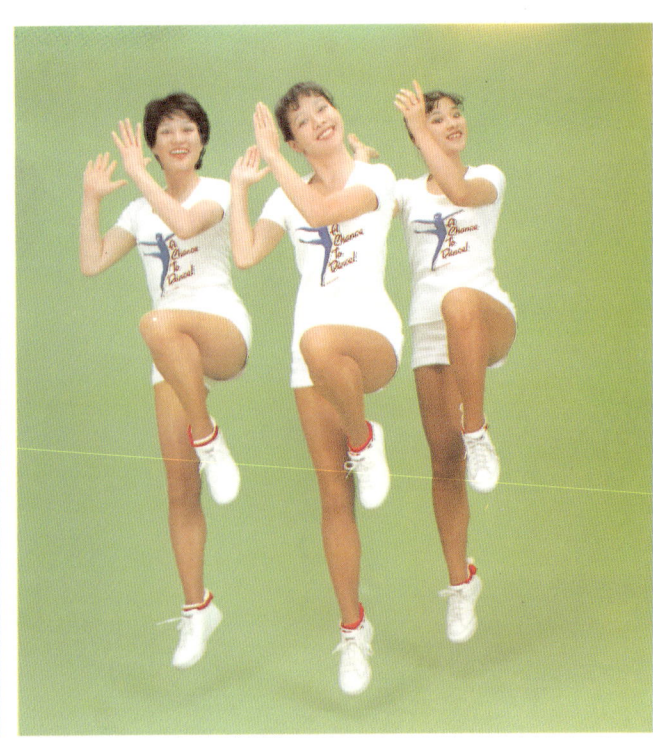
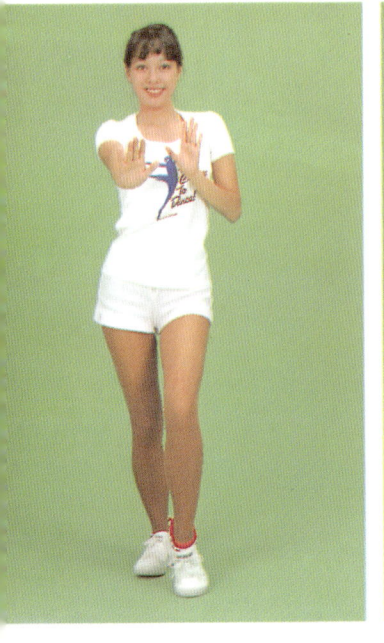
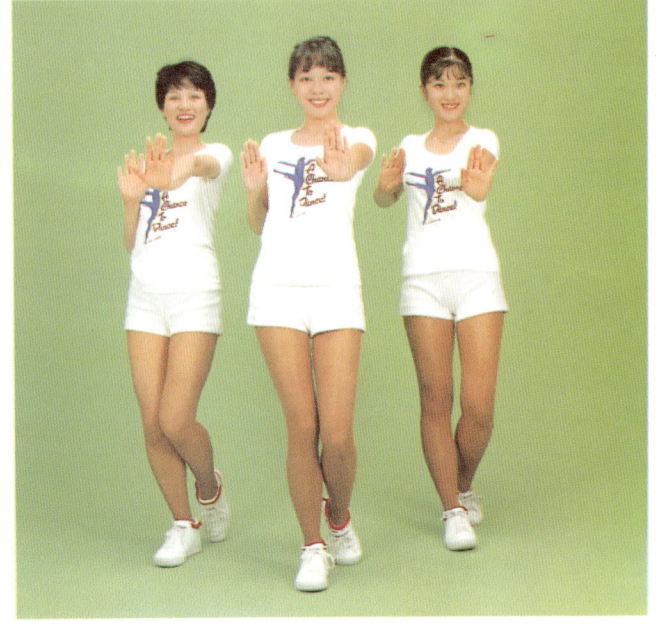

미국에서

AEROBIC DANCE는 전미에서 폭발적인 인기를 부르고, 이미 50만의 사람들을 매료시키고 있다고 한다. 전미의 히트차트에 에어로빅 댄스곡이 계속 올라오는 현상을 보면 그 인기의 정도를 알 수 있다.

재즈댄스와 같이 남에게 보이는 것을 목적으로 아름다움과 테크니컬한 면을 다루는 것이 아니라, 안무의 정확함보다도 춤추는 것 자체가 즐겁고, 자연히 세이프업할 수 있다는 점에서 많은 사람들에게 받아들여지고 있는 것이다.

우주 비행사의 기초체력 트레이닝 이론으로서의 에어로빅이론을 기초로 만들어진 점도 이 폭발적인 인기를 지탱하는 하나의 요인이다.

이상적인 맥박수로 일정량의 운동을 하는 것에 의해 산소를 유효하게 체내에 공급하고, 건강의 원점인 심폐기능의 강화를 꾀하는 것이 에어로빅이론의 취지이다.

우리도 이 즐겁고 건전한 에어로빅 댄스를 출 날도 멀지 않았다.

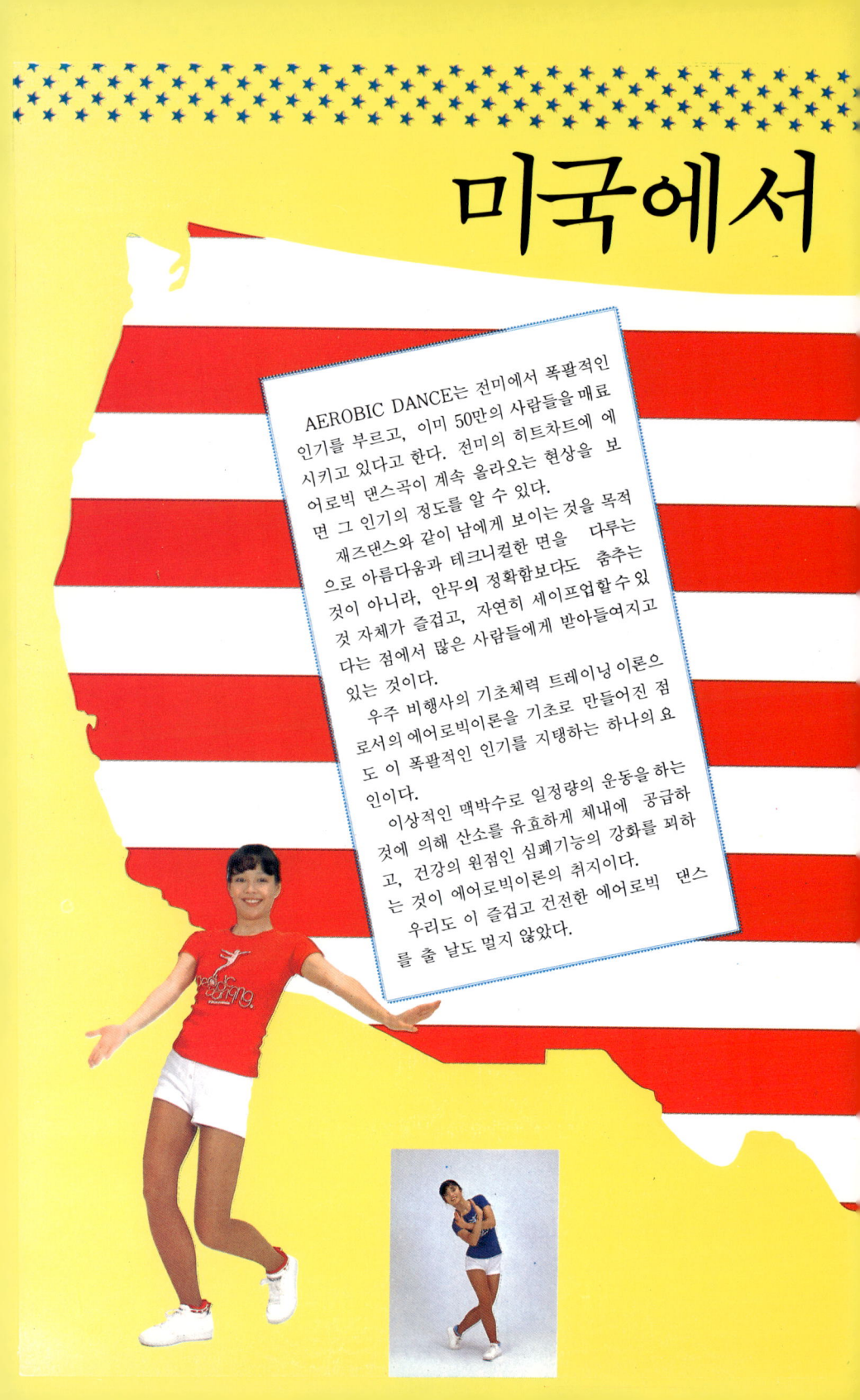

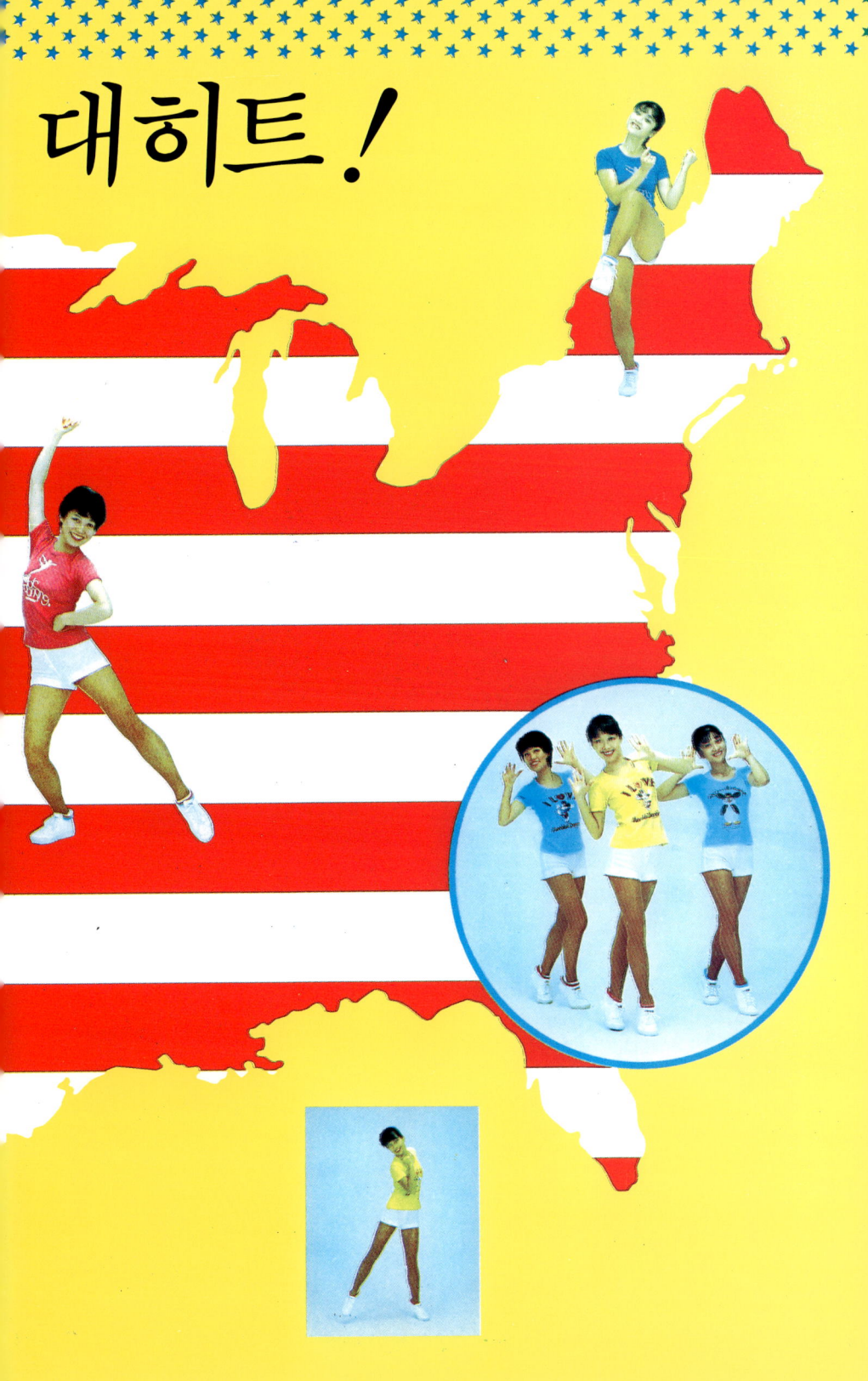

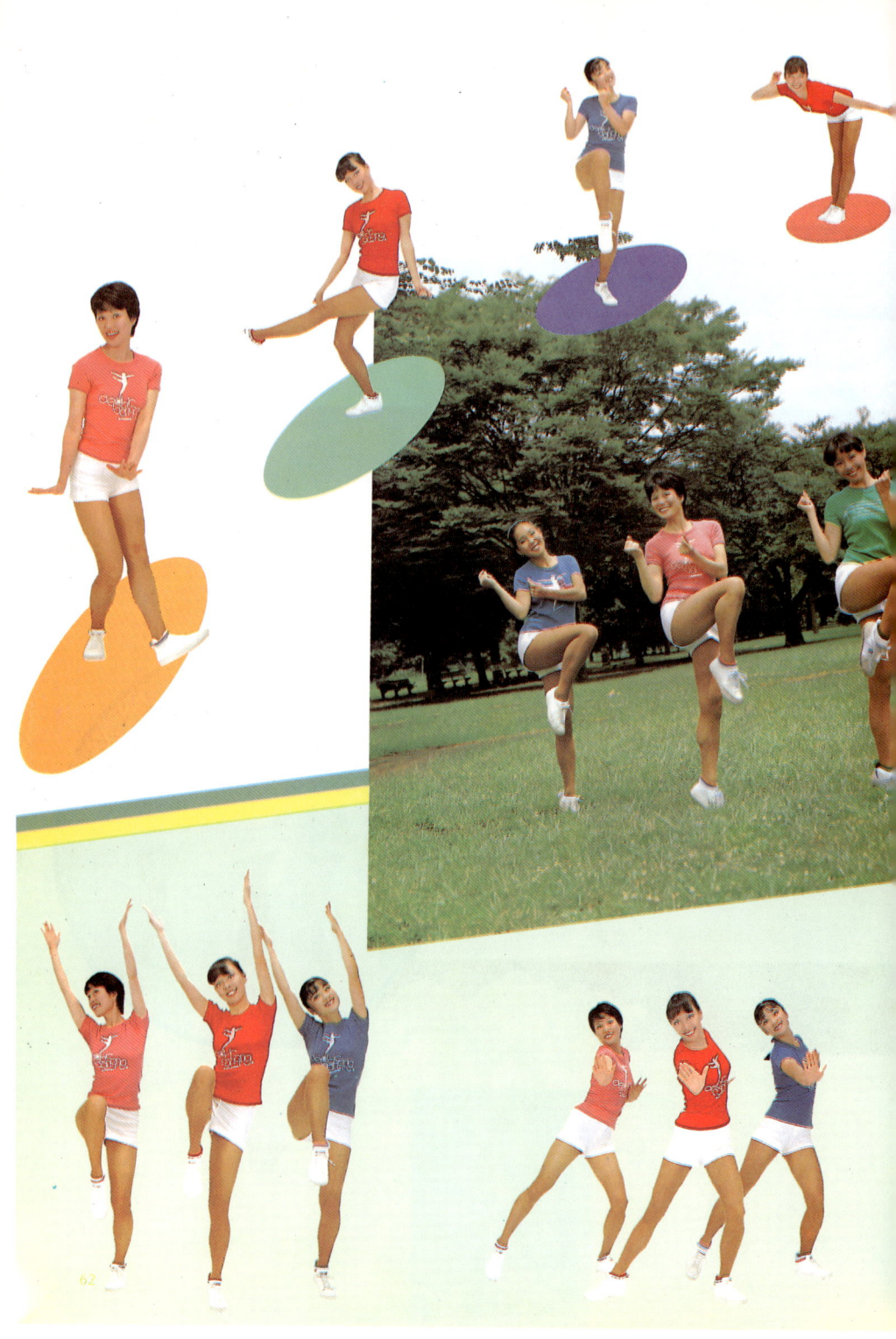

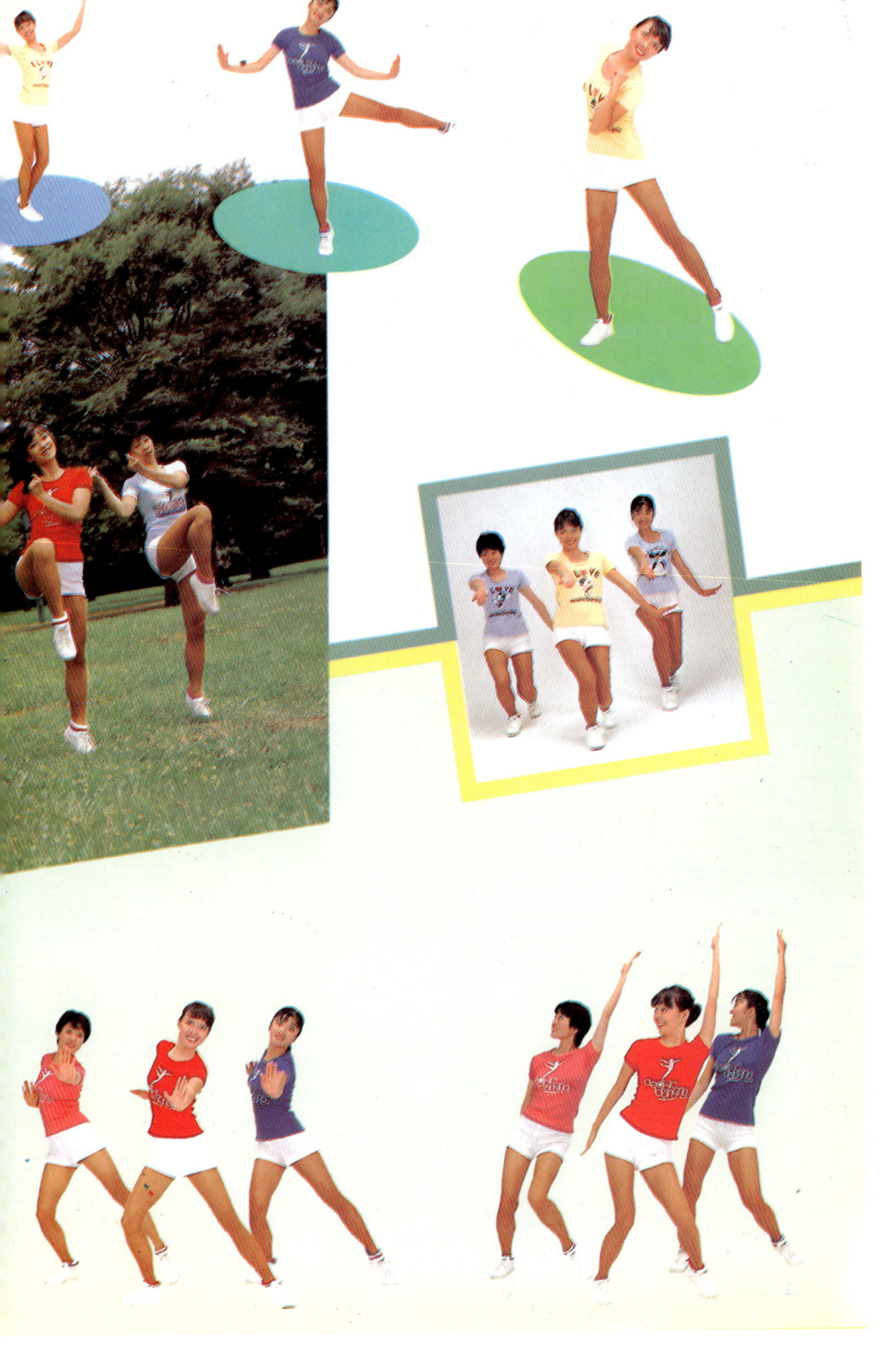

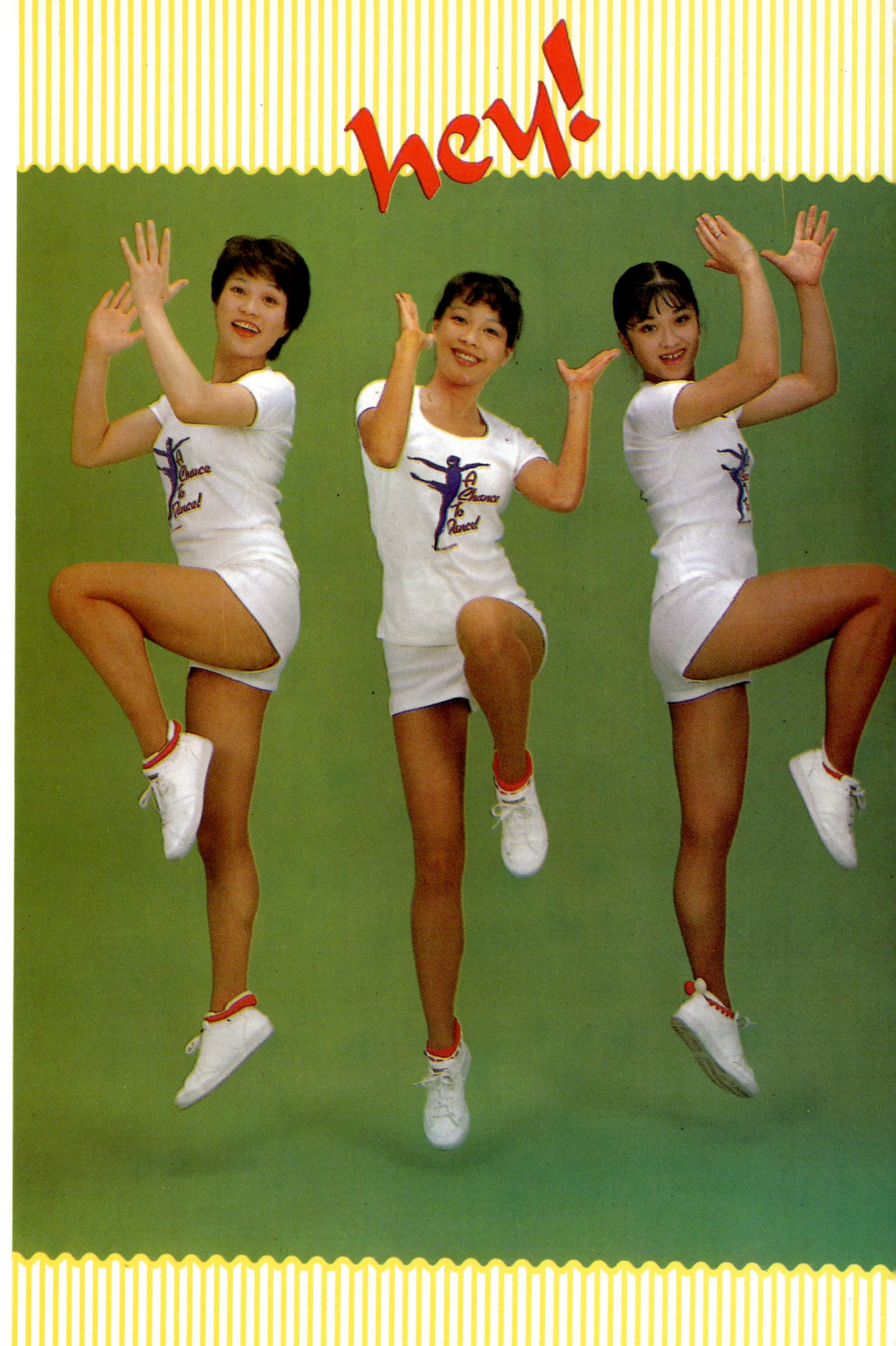

제5장
배직 댄스 스텝
Basic Dance Step

스텝과 스텝의 연결에 사용되는 스텝이다.

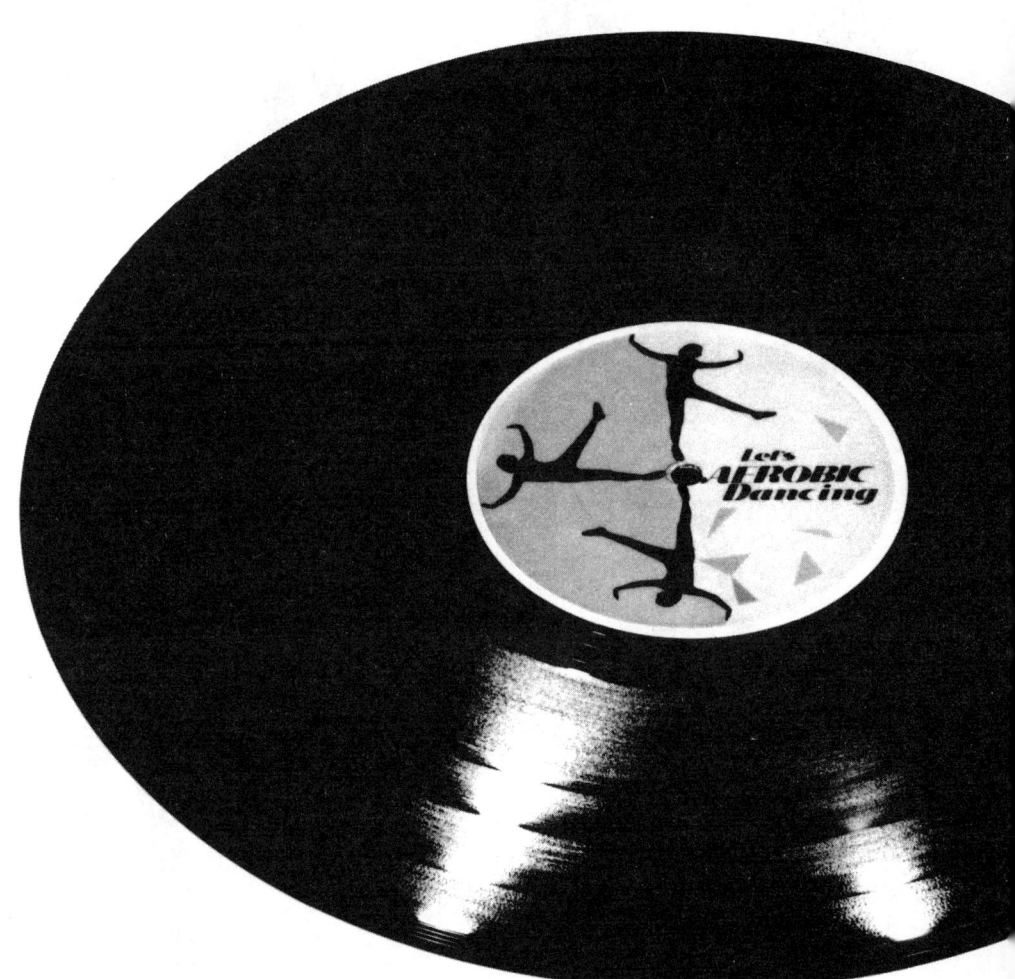

STEP TURNS
스텝 터언

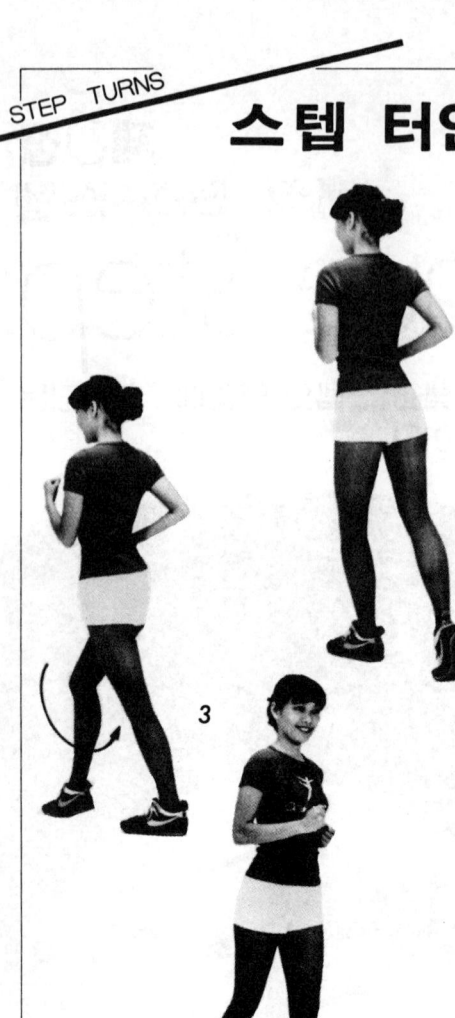

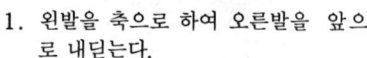

1. 왼발을 축으로 하여 오른발을 앞으로 내딛는다.
1'. 정면에서 본 포오즈
2. 양발을 이동시키지 않고 좌로 반회전해서 뒤를 향한다.
3. 다시 왼발을 축으로 하고 오른발을 앞으로 내딛는다.
4. 2와 똑같이 왼쪽으로 반회전해서 앞을 향한다.
※ 왼발은 한번도 이동하지 않고 방향이 바뀌는 것 뿐이다.

JUMP TURNS
점프 터언즈

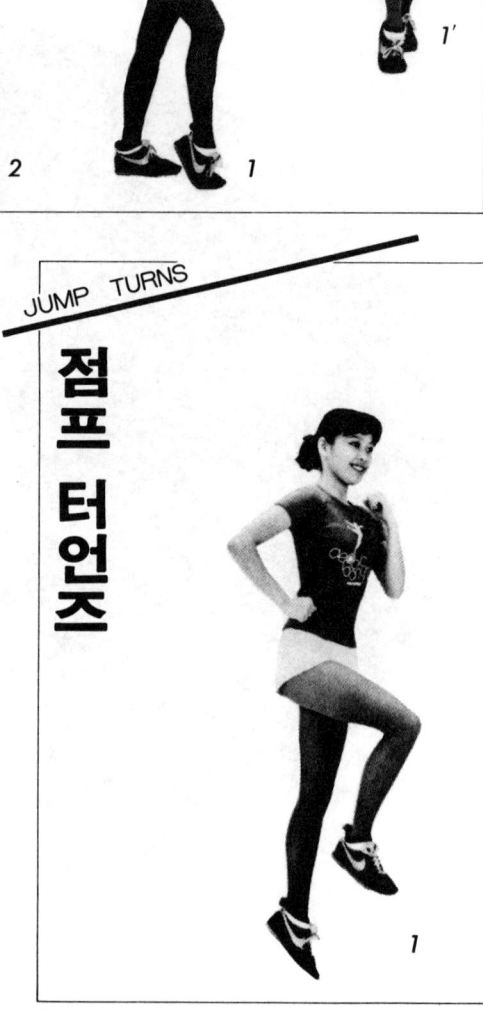

■BASIC DANCE STEP■

브레이크 2

1. 양손바닥을 마주잡고 뛰어 오른다.
2. 내릴 때 손뼉을 친다.
3, 4. 1, 2를 반복한다.

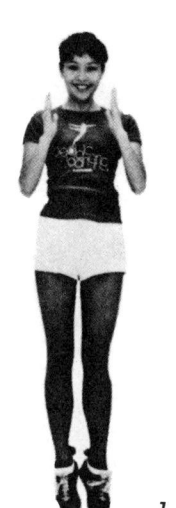
1

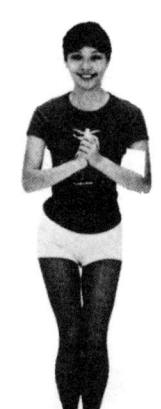
2

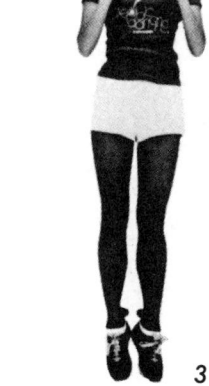
3

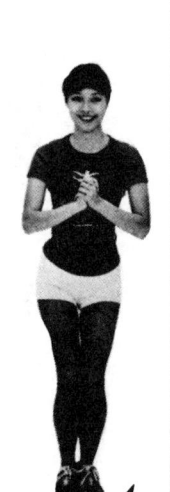
4

1. 2 STEP TURNS을 Jump로 한다.

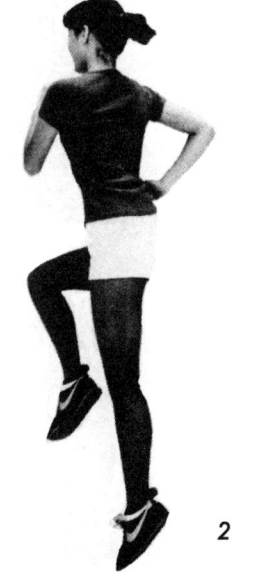
2

브레이크
뛰어올라 손뼉친다.

브레이크 콤보
BREAK를 2회 천천히, 3회 빨리 한다.

롱 브레이크 콤보
BREAK를 2회 천천히, 4회 빨리 한다.

BREAK4 TURN 브레이크 4 터언

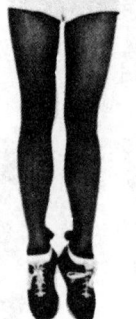
1

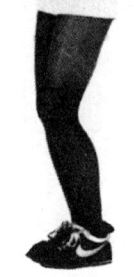
2

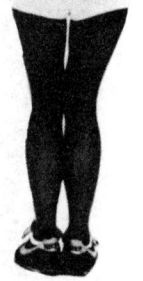
3

■BASIC DANCE STEP■

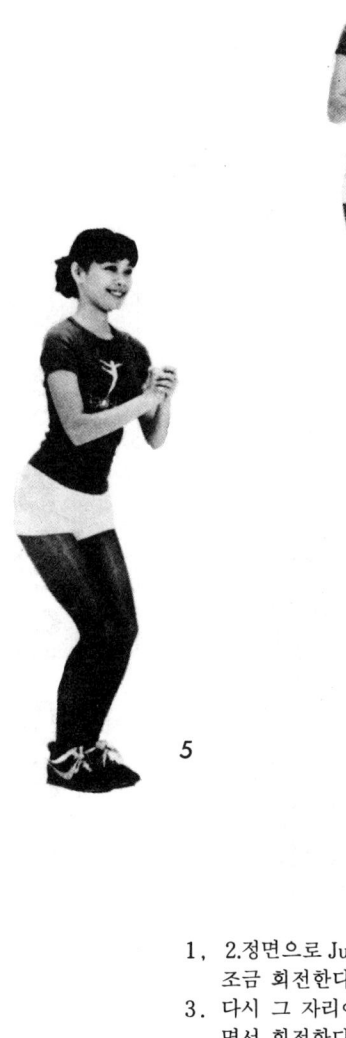

1, 2. 정면으로 Jump해서 손뼉을 치면서 조금 회전한다.
3. 다시 그 자리에서 Jump해서 손뼉치면서 회전한다.
4~6 똑같이 반복하고, 처음으로 돌아간다.
※ 4회 BREAK를 반복하면서 1회전한다.

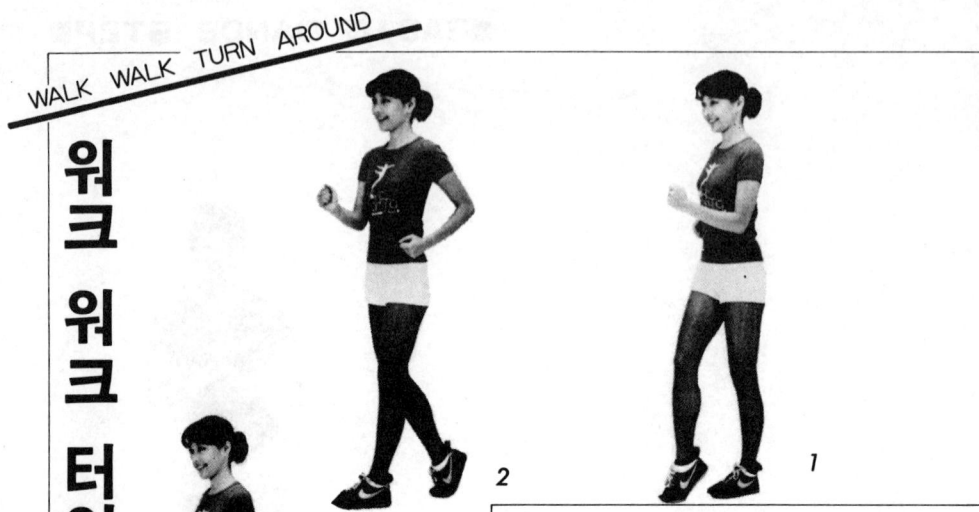

WALK WALK TURN AROUND

워크 워크 터언 어라운드

1

2

3

4

좌우에 체중을 두고 양팔을 허리위에 둔다.

1, 2. 우, 좌로 걷는다.

3, 4. STEP TURNS을 해서 뒤를 향한다.

※ **다시 우, 좌로 걷고나서 STEP TURNS을 해서 앞을 향한다.**

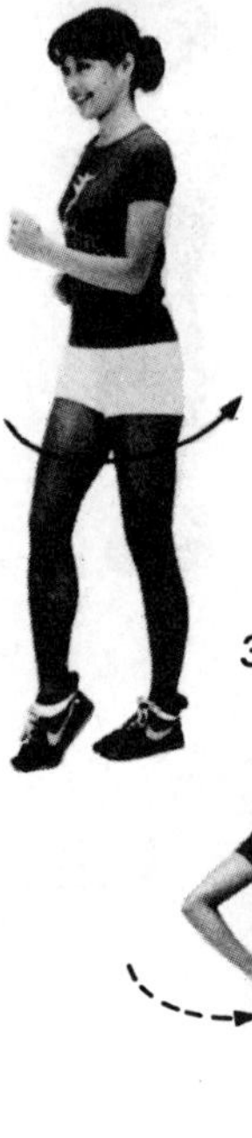

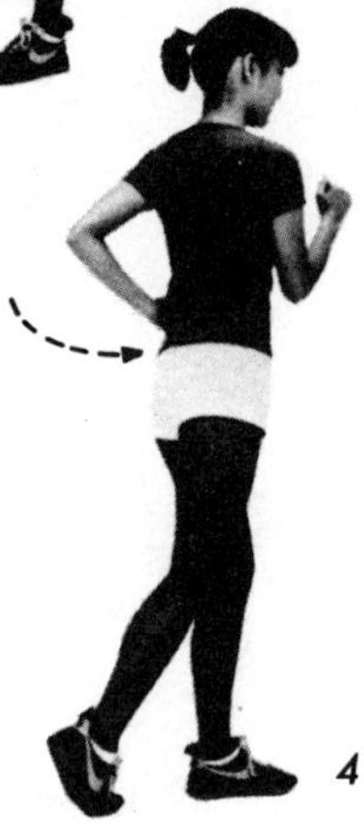

RUN RUN TURN AROUND

런 런 터언 어라운드

1

2

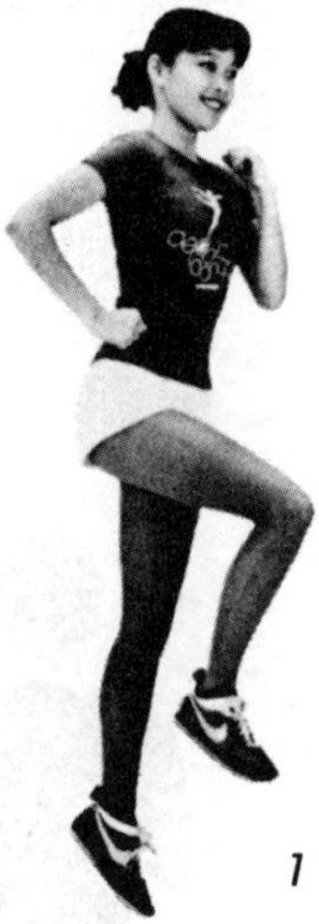

1, 2. WALK WALK TURN AROUND를 뛰는 것처럼 Jump해서 한다.

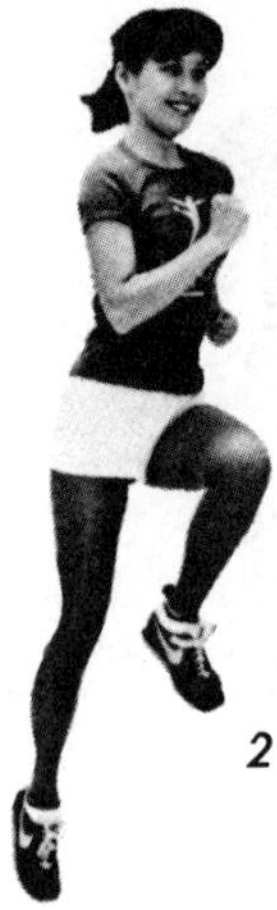

제6장
댄스 스텝
Dance Step

여기에 소개한 이 외에도 많은 스 텝이 있다. 그래도 이것만 익혀 두 면 어떤 곡도 출 수 있다

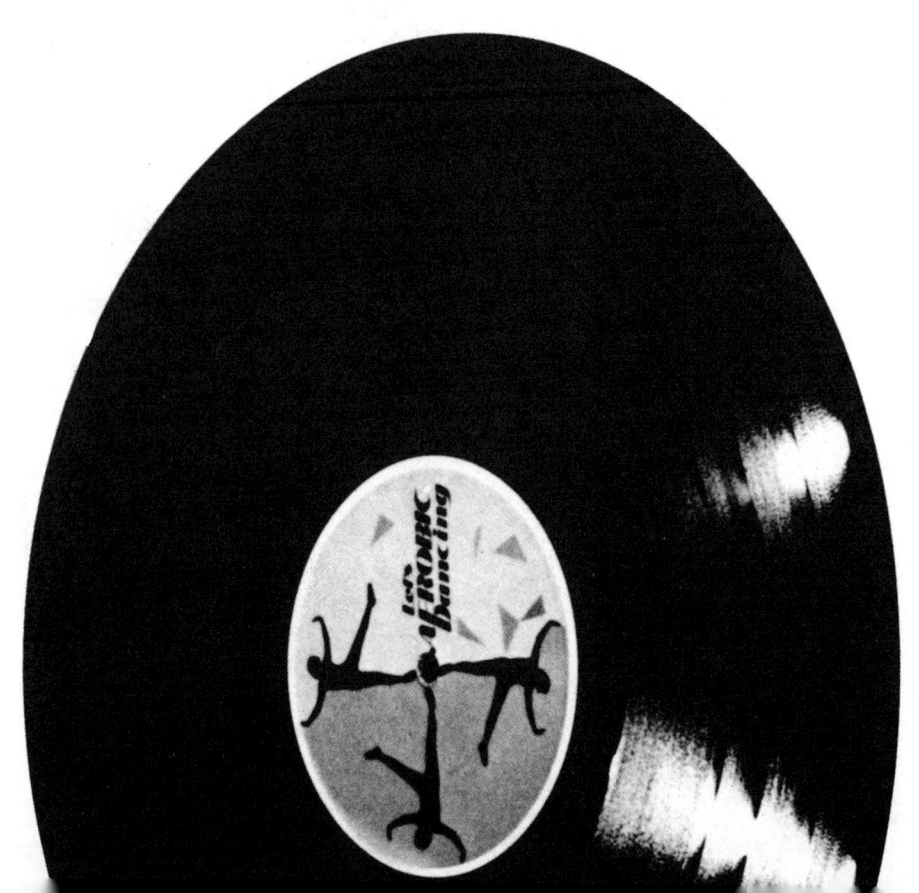

투 스텝 딕 이트
TWO STEP DIG IT

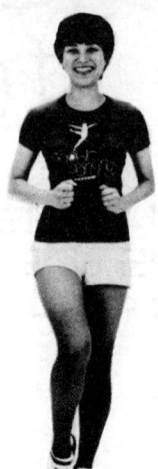

1

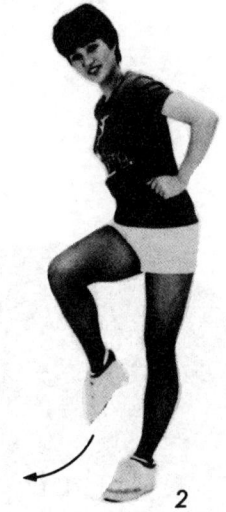

2

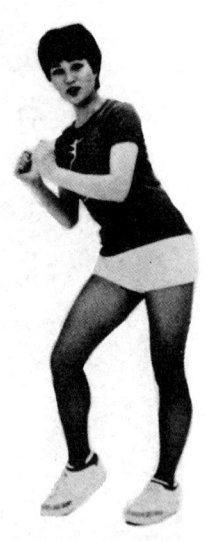

3

투-더 사이드 I

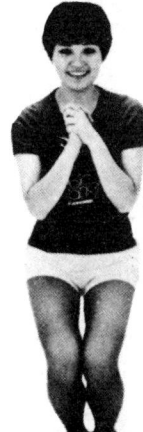
6

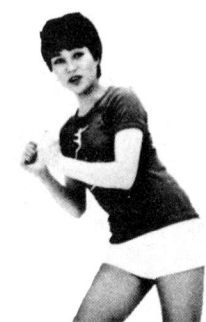
5

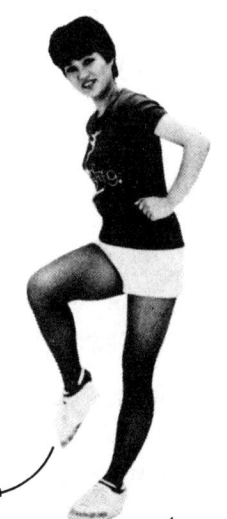
4

1. 왼발에 체중을 두고 양팔을 허리위 치에 둔다.
2, 3. 양팔을 조금 뒤로 당기고, 오른쪽 무릎을 오른쪽 비스듬히 앞으로 올리고 차는 듯이 앞으로 낸다.
4, 5. 2, 3을 반복합니다.
6. 1회 손뼉치면서 앞을 향한다. 왼쪽도 똑같이 한다.

※우, 좌 교대로 2회씩 한다.
　차는 발과 함께 양손을 힘차게 흔들어 내민다.

★힘차고 리드미컬하게!

투 스텝 슈우트 업
TWO STEP SHOOT UP

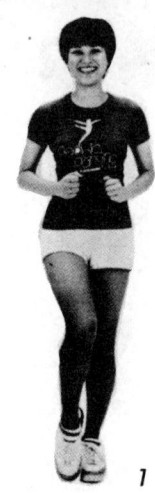
1

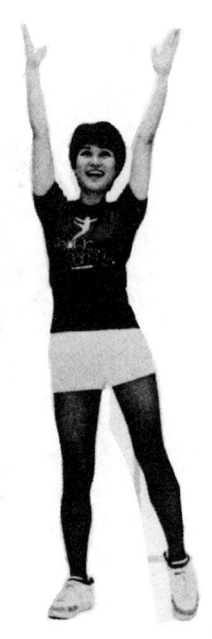
2

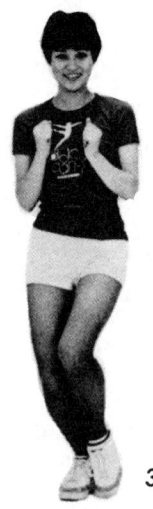
3

1. 왼발에 체중을 두고 양팔을 허리위치에 둔다.
2. 양팔을 쭉 위로 올리면서 오른발을 옆으로 낸다.
3. 양팔을 내리면서 왼발을 오른발에 모은다.
2, 3을 다시 한번 반복하고, 왼쪽으로 이동한다.

※ 여기까지를 1세트로 해서 2회 한다.

투 - 더 사이드 I

포오 스텝 프리젠트
FOUR STEP PRESENT

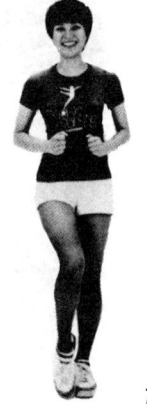
1

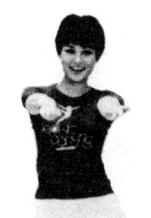
2

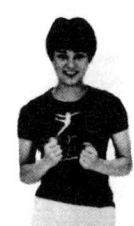
3

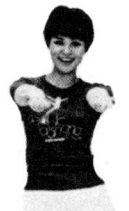
4

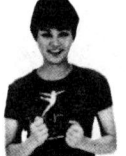
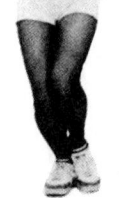
5

1. 왼발에 체중을 두고, 양팔은 허리 위치에 둔다.
2. 양팔을 어깨 높이에서 똑바로 앞으로 내밀면서, 오른발을 옆으로 내딛다.
3. 양팔을 끌어오면서 왼발을 오른발에 모은다(이것으로 1회이다)
4. 5. 2, 3을 4회 반복하고, 오른쪽으로 이동한다.

   4회 오른쪽으로 이동하고 나면 똑같은 요령으로 왼발에서부터 왼쪽으로 4회 이동해서 원래의 장소로 돌아간다.

※이 FouR STEP은 앞을 향한 채 옆으로 이동한다.

75

포오 스텝 로우 투 하이
FOUR STEP LOW TO HIGH

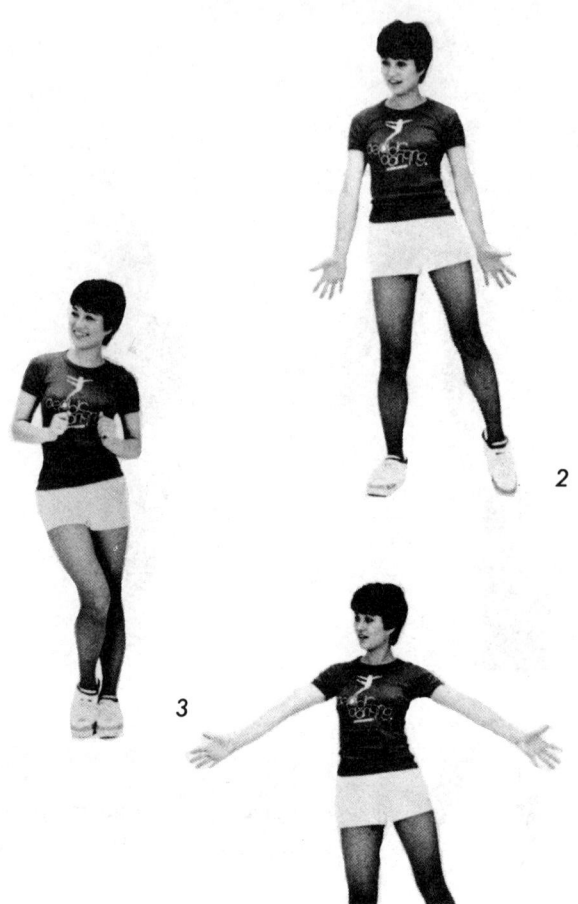
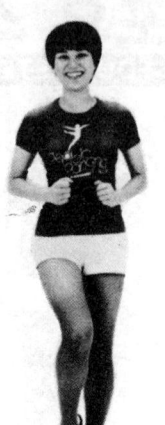
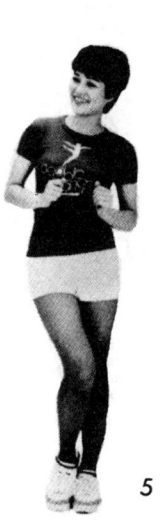

투-더 사이드 I

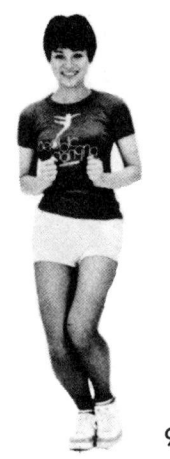
9

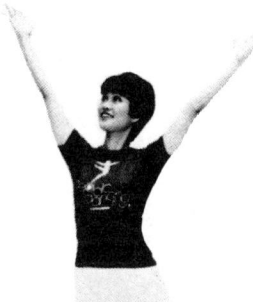
8

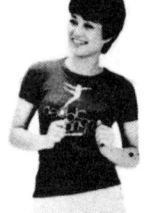
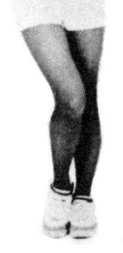
7

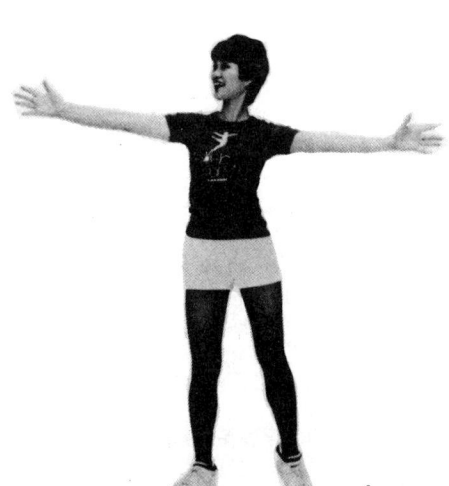
6

1. 왼발에 체중을 두고, 양팔을 허리위 치에 둔다.
2, 3. 오른발을 옆으로 내딛고 왼발을 모은다. 카운트 1
4, 5. 카운트 2, 똑같이 하여 오른쪽으로 6, 7. 카운트 3 이동한다. 양손은 벌리고 8, 9. 카운트나 밑에서부터 점점 올라간다.
똑같이 하여 왼쪽으로 4회 이동한다.

※가는 방향을 보면서 손과 함께 얼굴도 점점 올라가는 듯이 한다.

원 스텝 스냅
ONE STEP SNAP

투-더 사이드 I

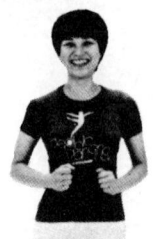
1

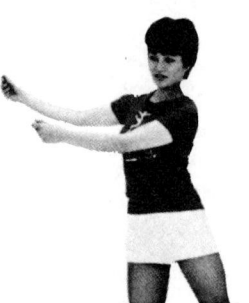

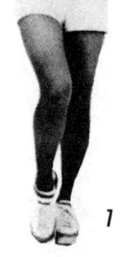

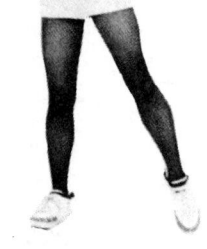
2

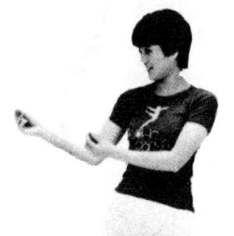

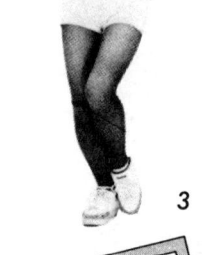
3

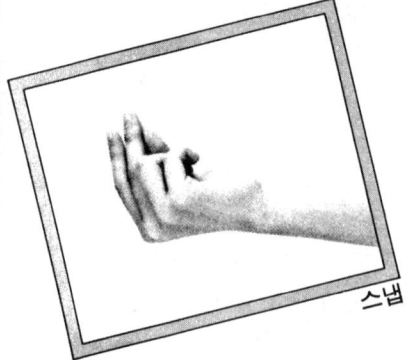
스냅

1. 왼발에 체중을 두고, 양팔을 허리위 치에 둔다.
2. 양팔은 아래에서부터 스윙시키면서 오른발을 옆으로 내딛는다.
3. 내딛고 있는 오른발에 왼발을 모으고 스냅을 1회 한다.
  왼쪽도 똑같이 좌로 1회 이동한다.

※ 좌, 우 교대로 2회씩 한다.

★ 스냅을 할 때 무릎을 조금 굽히고 가라앉는 듯한 기분으로!

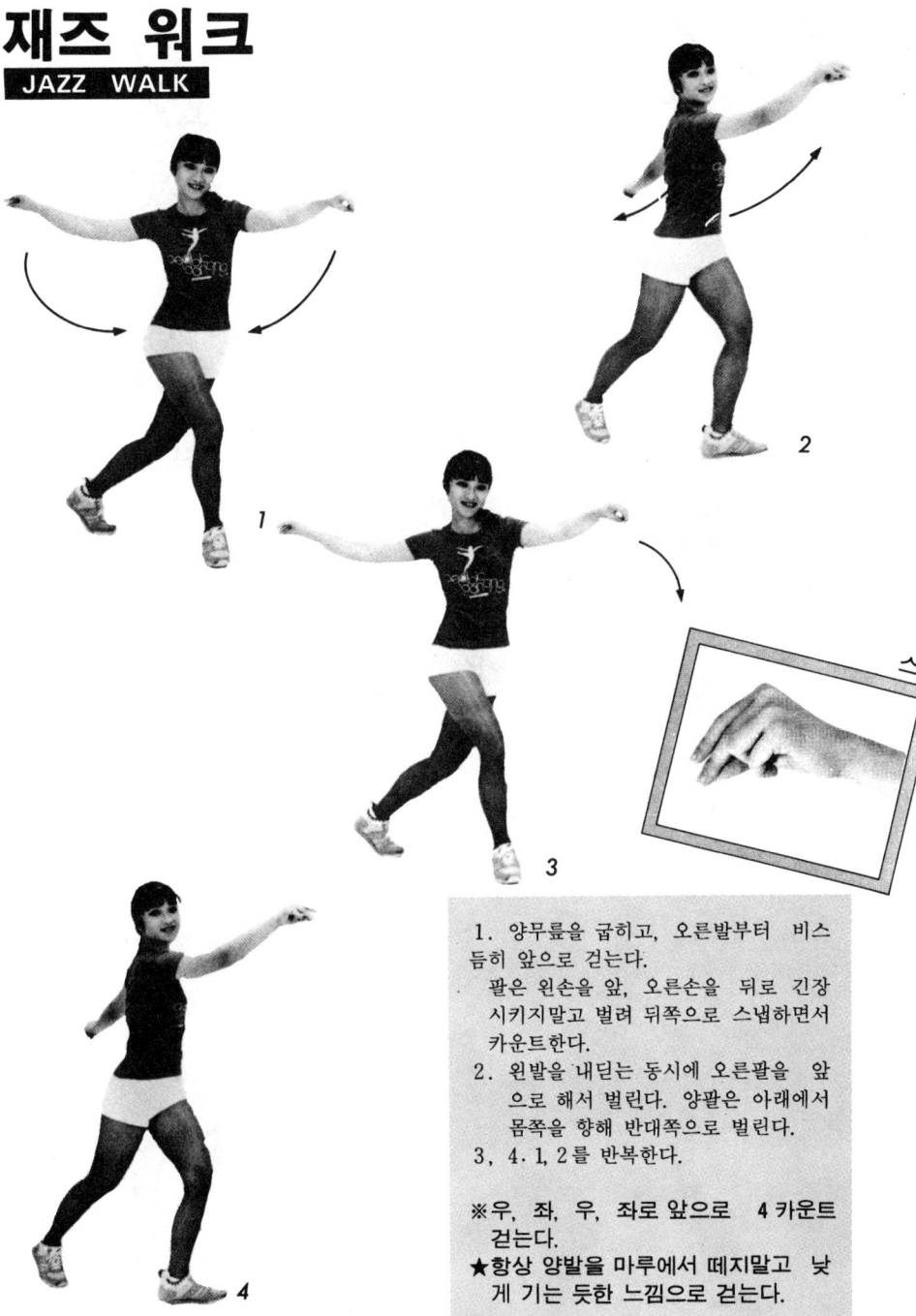

워크 스트러트
WALK STRUT

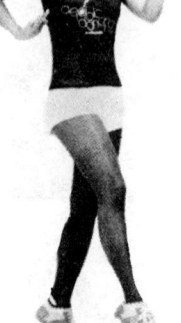
1

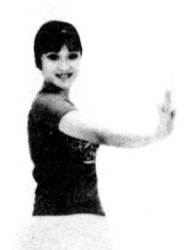
2

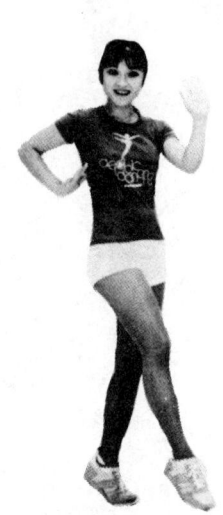
3

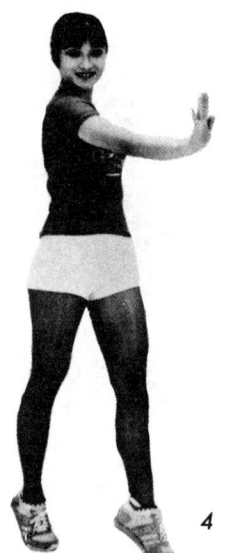
4

왼발에 체중을 두고 양손바닥을 앞으로 향해 가슴앞에 둔다.
1. 오른쪽 무릎을 약간 올리고, 바운스 하면서 앞으로 내딛는 동시에 왼팔을 밀어내고, 오른팔은 조금 뒤로 당기는 듯이 한다. 카운트 1
2. 왼발을 똑같이 하여 앞으로 내딛는 동시에 오른팔을 밀어내고 왼팔을 조금 뒤로 당긴다. 카운트 2

※우, 좌, 우, 좌로 4회 앞으로 이동한다.

★STRUT의 의미는 「점잖빼며」이다. 맘껏 점잔빼 보자.

워크 스위벨
WALK SWIVEL

워크 포 워드

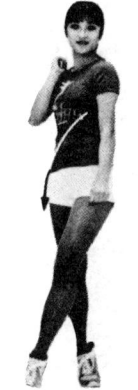

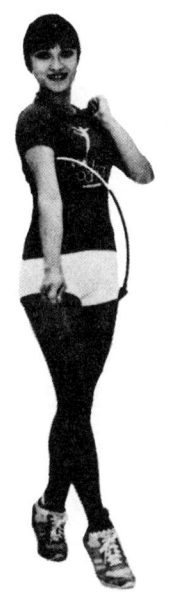

2

1

왼발에 체중을 두고 가볍게 손을 쥐고 양팔을 허리위치에 둔다.
1. 오른발을 앞으로 조금 크로스해서 내딛는 동시에 오른팔을 앞으로 내밀듯이 하여 오른쪽 겨드랑에 붙인다. 카운트 1
2. 같은 식으로 왼발과 왼팔을 앞으로 내민다. 카운트 2
   1, 2를 반복한다.
※ 우, 좌 교대로 3회씩 앞으로 이동한다.
일직선상을 걷는 생각으로 발을 내딛는다.

스냅피 스트러트
SNAPPY STRUT

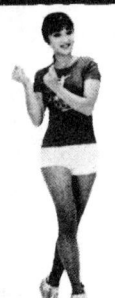

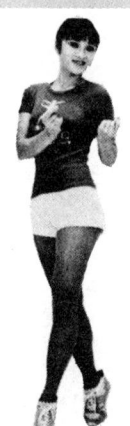

1

2

왼발에 체중을 두고, 가볍게 손을 쥐고 양팔을 허리위치에 둔다.
1. 오른발을 앞으로 크로스해서 동시에 양손을 오른쪽 어깨위치에서 스냅한다. 카운트 1

2. 왼발을 앞으로 크로스함과 동시에 양손을 왼쪽 어깨 위치에서 스냅한다. 카운트 2
※ 우, 좌 교대로 3회씩 앞으로 이동한다.

탐 존스 백
TOM JONES BACK

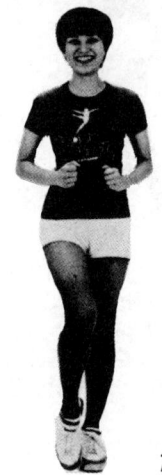
1

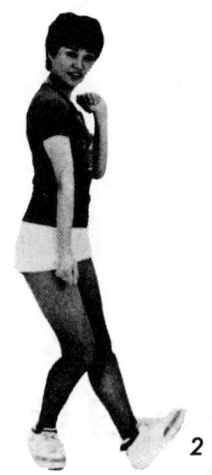
2

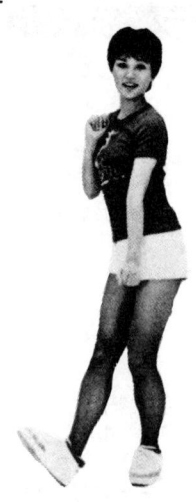
3

1. 왼발에 체중을 두고 양팔은 허리위치에 두고 선다.
2. 오른발을 뒤로 내는 동시에 왼발의 발끝을 올린다.
   오른팔은 앞으로 내밀듯이 하여 오른쪽 옆구리에 붙이고 왼팔은 가슴으로 가지고 온다.
3. 왼쪽도 똑같이 한다.
4, 5. 2, 3을 반복한다.
※우, 좌. 교대로 3회씩 한다.

★ TOM JONES이 노래하면서 back 하는 것을 본 일이 있을 것이다. 이 스텝은 TOM JONES이 된듯이 노래하면서 하자.

백 스텝

볼 체인지 백
BALL CHANGE BACK

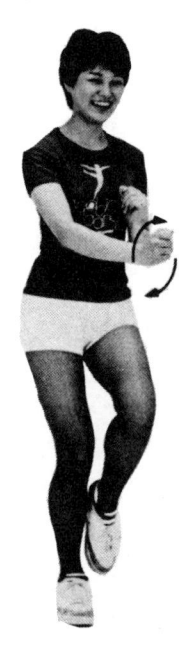

　오른발, 왼발을 교대로 바꿔밟으며 back 한다.
　양팔은 가슴앞에서 전후로 약간 돌린다.
※우, 좌 교대로 3회씩 한다.

★무릎을 부드럽게 사용한다. 팔을 돌릴때 어깨를 약간 앞으로 내밀듯이 한다.

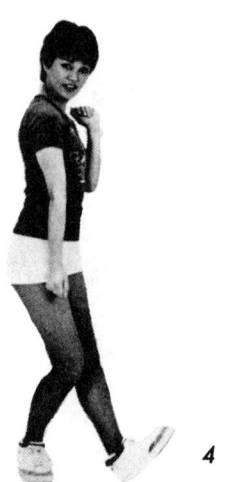
4

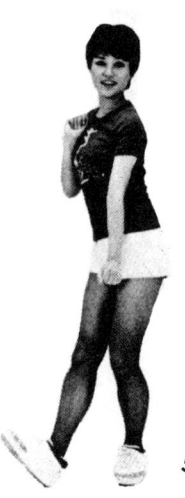
5

포니 백 트리
PONY BACK THREE

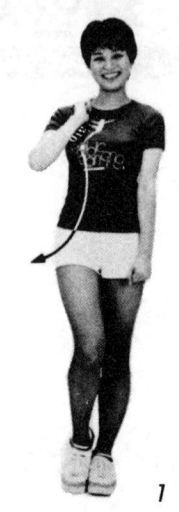

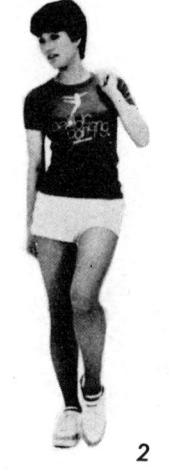

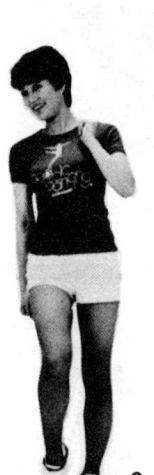

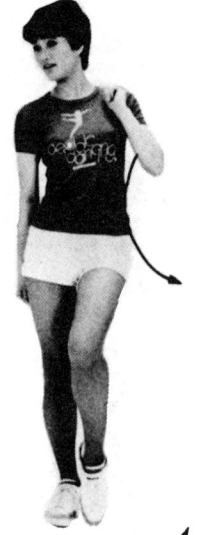

백 스텝

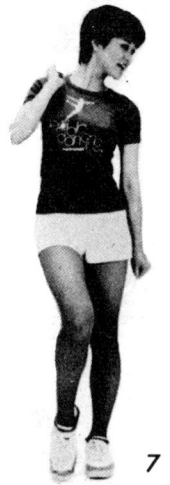

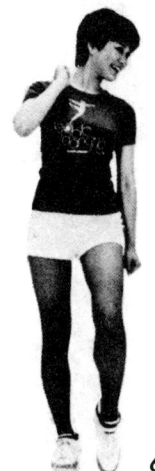

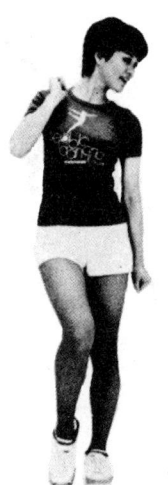

1. 왼발에 체중을 두고 오른팔은 오른쪽, 왼팔은 왼쪽 옆구리에 붙인다.
2. 오른발을 뒤로 내딛고 왼쪽 무릎을 약간 든다.
   오른팔은 앞으로 내밀어 오른쪽 옆구리에 왼팔은 왼쪽 어깨로 끌어당긴다. 카운트 1
3, 4. 왼발에 체중을 옮겨 오른쪽 무릎을 조금 들고, 다음에 오른발에 체중을 옮겨 왼쪽 무릎을 약간 올린다. 손은 그대로이다. 카운트 2, 3
5, 6, 7. 왼쪽도 똑같이 한다.

※우, 좌, 우가 하나의 패턴이다. 2에서 한걸음 물러서고, 3, 4 는 그 장소에서 빨리 발을 바꾼다.

허슬 죠그
HUSTLE JOG

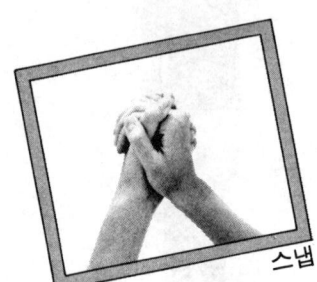
스냅

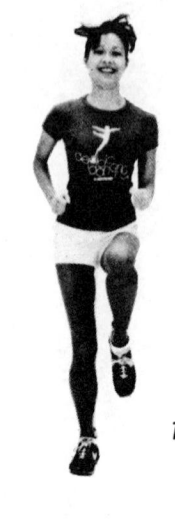
1

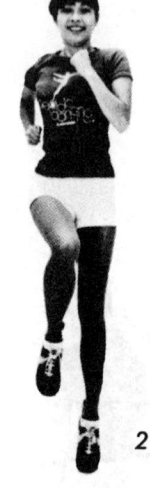
2

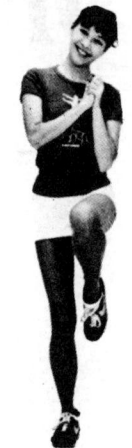
3

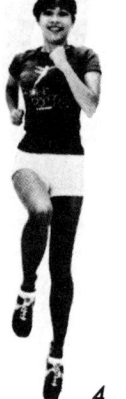
4

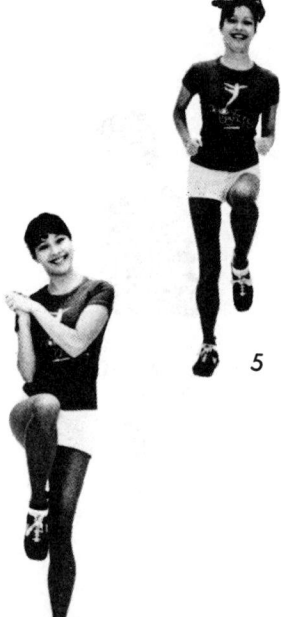
5

6

1, 2, 3. 우, 좌를 교대로 앞으로 달려 왼쪽 무릎을 올리고 손뼉친다.
4, 5, 6. 올라가 있는 왼발로부터 좌, 우, 좌로 뒤로 달려 오른쪽 무릎을 올리고 손뼉친다.

※ 2회 왕복한다.

★손뼉칠 때, 올라가 있는 무릎은 약간 안쪽으로 넣는 기분으로! 허슬해서 크게 달려보자

부기 죠그
BOOGIE JOG

죠 그

포인트

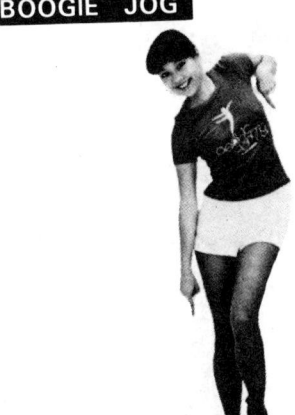

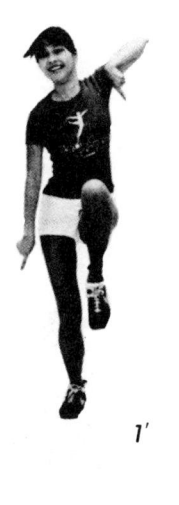
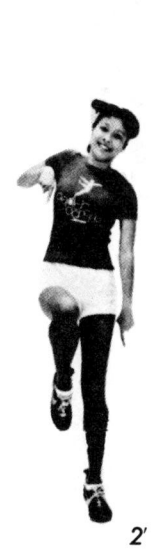
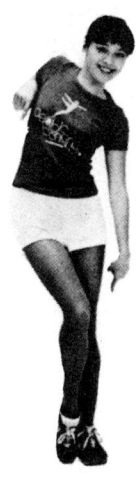

1, 2. 한쪽 팔은 어깨위치에 또 한쪽팔은 아래를 가리키고, 우, 좌 교대로 똑같은 장소에서 조깅한다.
1', 2', 1, 2를 이와같이 무릎을 올려 한다.

★내리고 있는 팔은 가능한 한 아래로 누르고 반대쪽의 옆구리를 쭉 편다. 올라가 있는 무릎과 반대팔이 아래가 된다.

컨트리 죠그
COUNTRY JOG

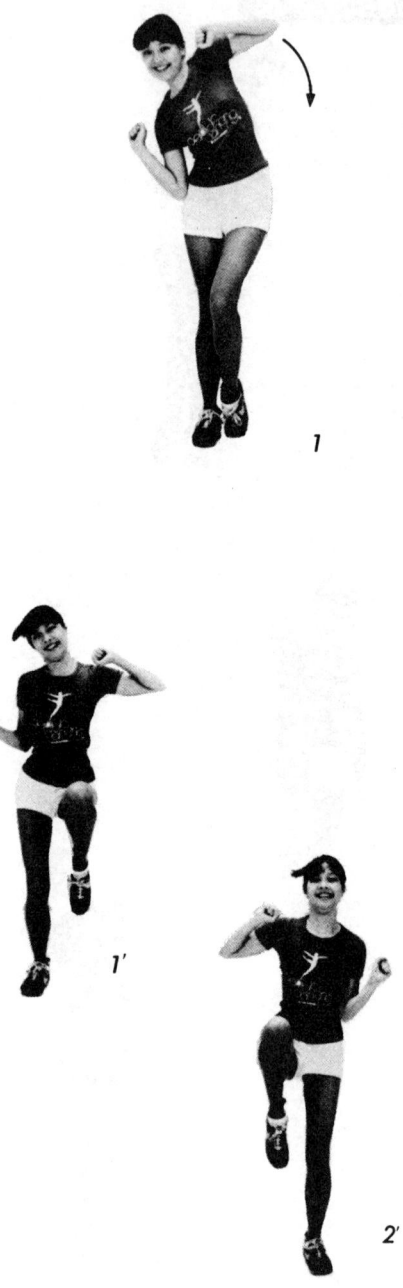

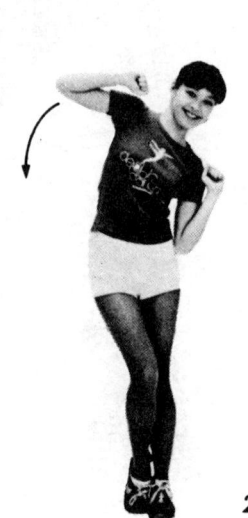

1, 2. 진을 입고, 멜빵을 잡듯이 손을 가볍게 쥐고 양팔을 어깨 위치에 두고 우, 좌 교대로 조깅한다.
1′, 2′. 1, 2를 이와같이 무릎을 올려한다.

★앞으로 가고, 뒤로 가고, 돌고, 컨트리한 기분으로 즐기면서 추자.

죠그 트왈
JOG TWIRL

죠 그

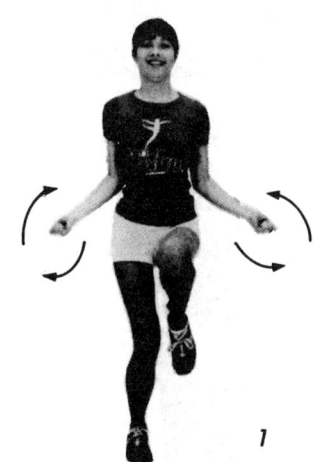

1

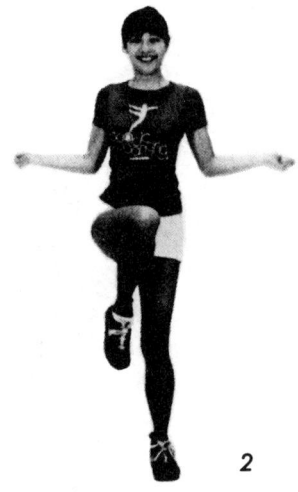

2

1, 2 양팔꿈치를 옆구리에 대고 팔을 돌리면서 조깅한다.

★무릎을 올리고 줄넘기를 하는 기분으로 하자. (8 카운트)

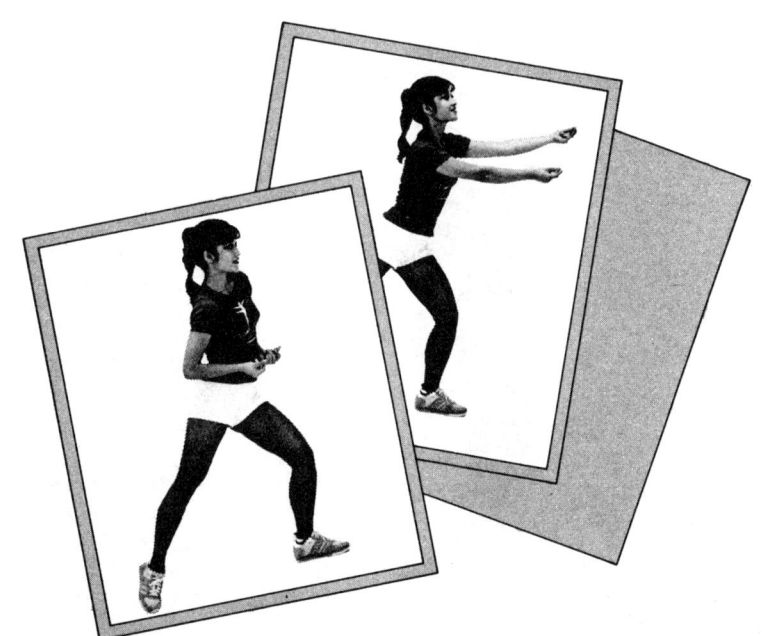

바운스 위퍼스
BOUNCE WIPERS

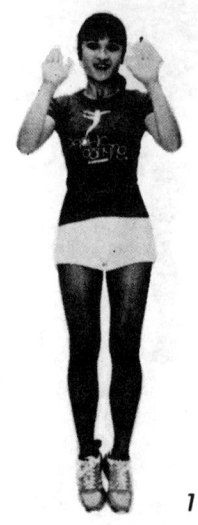
1

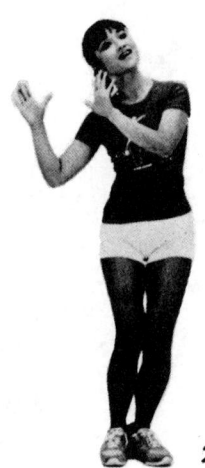
2

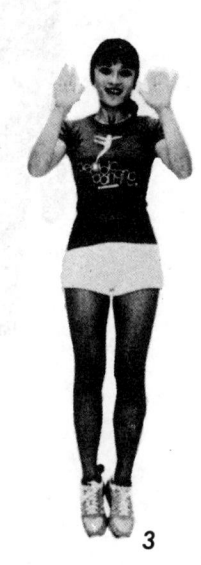
3

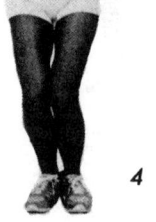
4

1. 양손바닥을 앞으로 향해 가슴위치에 두고, 양발을 모으고 뛰어오른다.
2. 내릴 때 무릎을 굽히고 양팔을 오른쪽에 둔다.
3. 그 위치에서 또 뛰어오른다.
4. 내릴 때 양팔은 왼쪽에 둔다.

※우, 좌 교대로 2회씩 반복한다.

★양팔은 wiper 와같이 움직이자.
스라이드 4 카운트와 바운스 4 카운트로 짜서 해보자.

시이저 바운스
SCISSOR BOUNCE

바운스

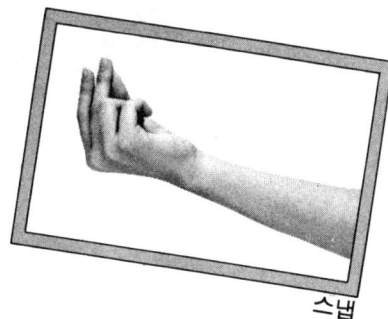
스냅

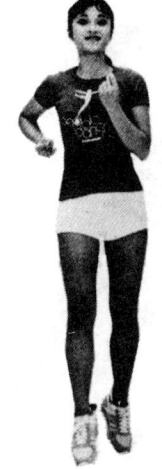
1

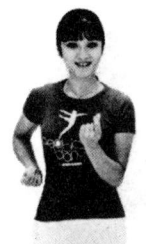
2

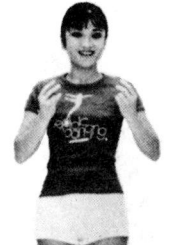
3

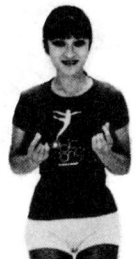
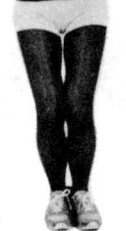
4

1, 2. 오른발을 앞으로 내고 앞뒤로 조금 벌려 2회 바운스 하는 동시에, 양손으로 2회 스냅한다.
3, 4. 양발을 모으고 2회 바운스하고 양손으로 2회 스냅한다.

다음에 왼발을 앞으로, 똑같이 바운스와 스냅을 한다.

※우, 좌 교대로 2회씩 한다.
  내릴 때, 무릎을 부드럽게 사용한다.

윈드 업 바운스 스윙 스냅
WIND UP BOUNCE SWING SNAP

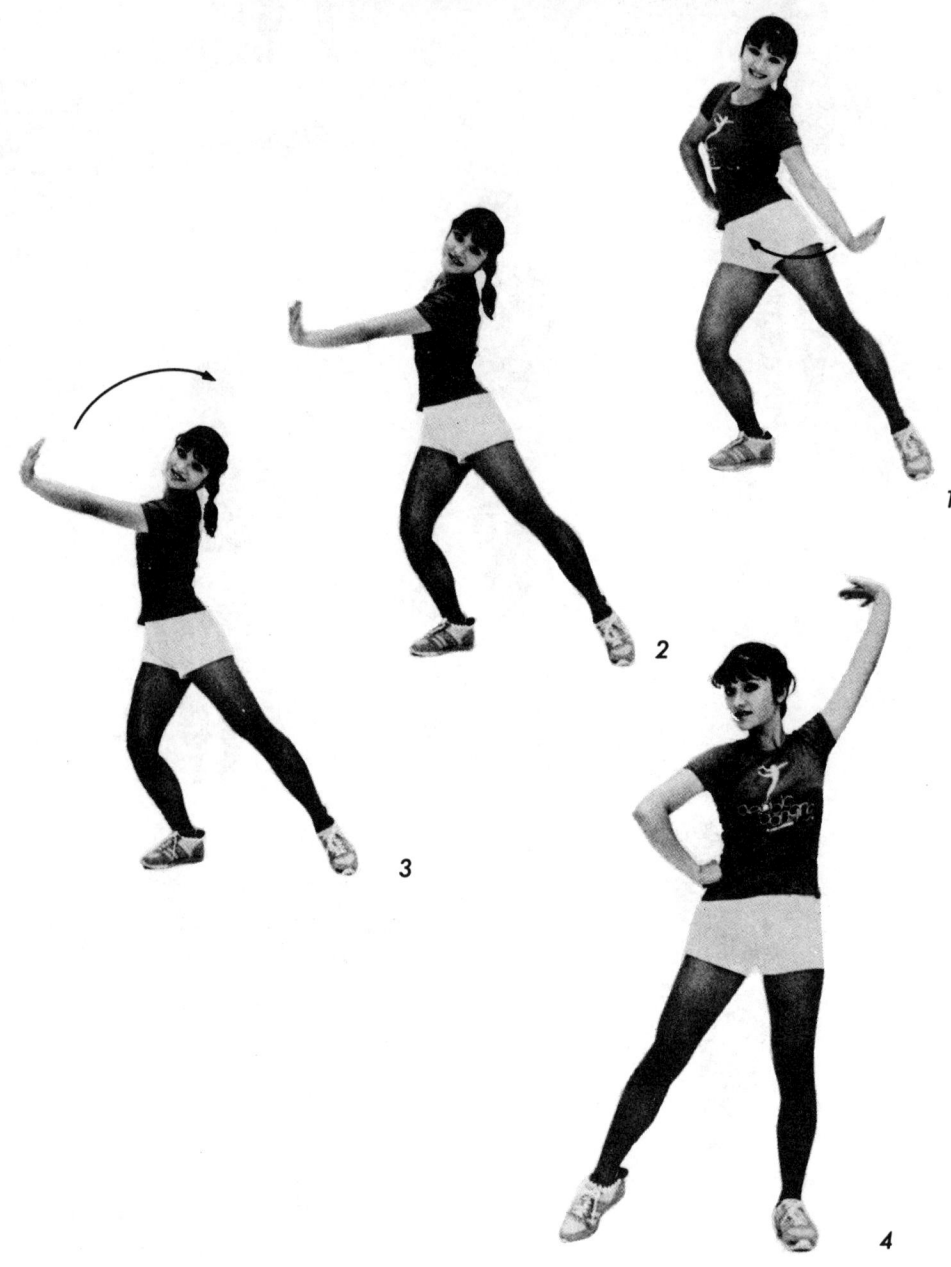

바운스

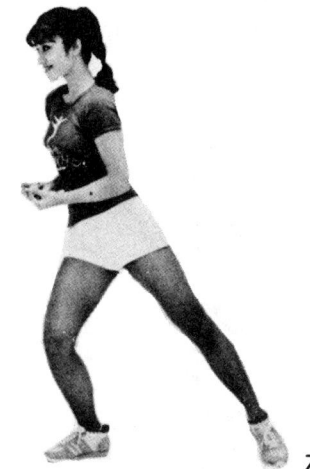

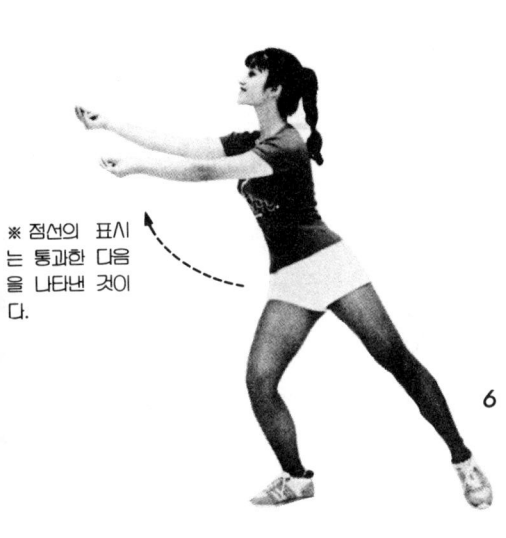

※ 점선의 표시는 통과한 다음을 나타낸 것이다.

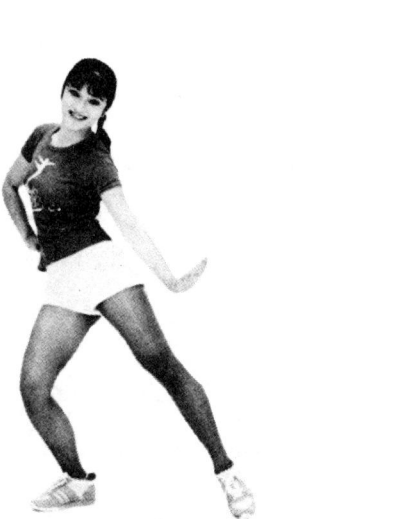

1. 양발을 크게 옆으로 벌리고, 오른손은 허리에 대고 왼손은 손등을 뒤로 향해 옆구리에 댄다.
2, 3. 오른발에 체중을 두고 왼팔은 몸 앞을 통해 점점 올라간다. 카운트 1
4. 왼팔이 올라가 뻗었을 때, 오른쪽 무릎도 뻗어 왼발에 체중을 이동한다. 카운트 2
5. 왼팔을 1의 상태로 되돌려 같은 방법으로 2회정도 돌린다. 카운트 3, 4, 5, 6
6, 7. 오른쪽 무릎을 굽히고, 오른쪽에 양팔을 내민후, 허리위치로 끌어와 스냅한다. 카운트 7, 8
   왼쪽은 왼손을 허리에 대고 오른팔을 들어올린다.
※ 좌, 우 1회씩 한다.

★ 3회의 WIND UP과 1회의 SWING SNAP으로 되어 있는 콤비네이션이다.
조금 복잡하지만 어렵게 생각하지 말고 해보자.

점핑 잭
JUMPING JACK

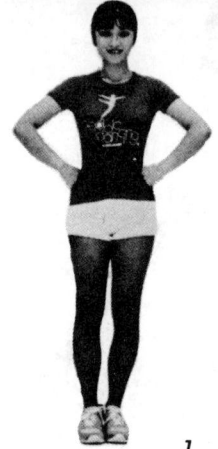
1

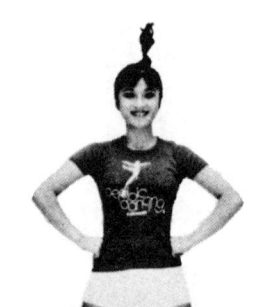
2

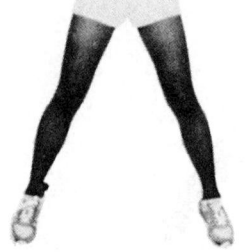

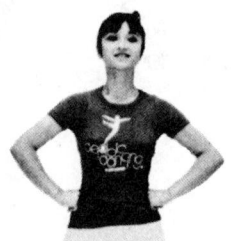
3

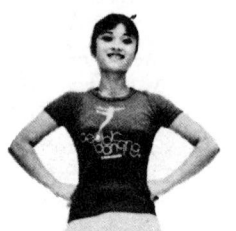
4

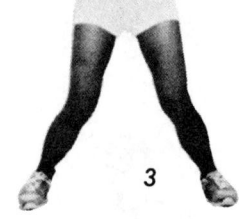

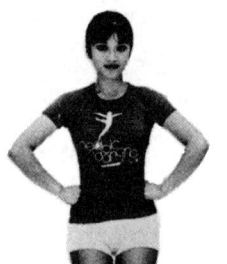
5

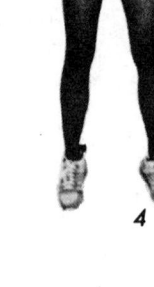

1. 양팔은 허리에 대고 양발을 모으고 선다.
2, 3. 힘껏 뛰어 양발을 벌린다.
4, 5. 뛰면서 양발을 모은다.

※ 벌리고 벌리고, 모으고 모으고를 2회(double), 벌리고 모으고, 벌리고 모으고를 4회(Single), 이것을 섞어 해보자.

★ 간단하지만 아주 힘든 운동이다. 등을 펴고 하자.

도우 이트
DO IT

바운스

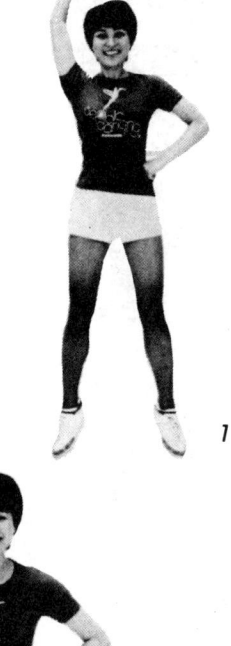

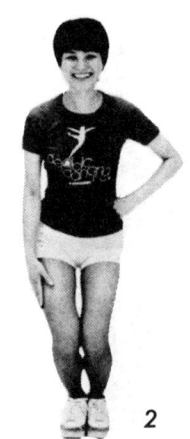

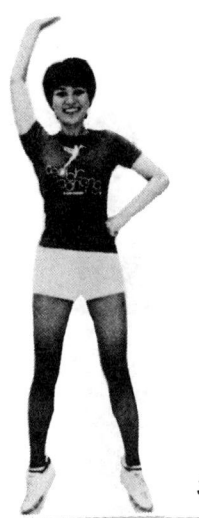

1. JUMPING JACK으로 벌릴 때, 오른손을 뻗어 머리 위로 흔들어 올린다. 왼손은 허리에 대고 있다.
2. 양발을 모을 때에 허벅지를 부딪힌다.
3, 4. 1, 2의 반복

J.J 업 엔드 다운
J.J UP 'N DOWN

J.J는 JUMPING JACK이다.
J.J의 더블에 손을 더한 것이 J.J Up and Down이다.

		A	B	C	D
팔		양손을 위로 뻗는다	양손을 가볍게 쥐고 허리에 댄다	양팔을 아래로 뻗는다	양손을 가볍게 쥐고 허리에 댄다
J.J (발)		벌리고 벌리고	모으고 모으고	벌리고 벌리고	모으고 모으고

촬스턴
CHARLESTON

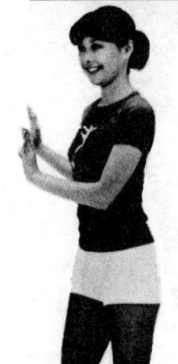
1'

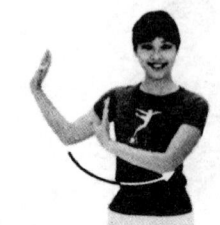
1

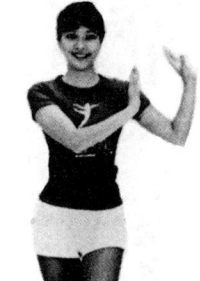
2

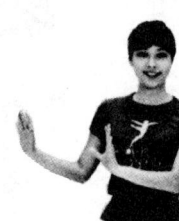
3

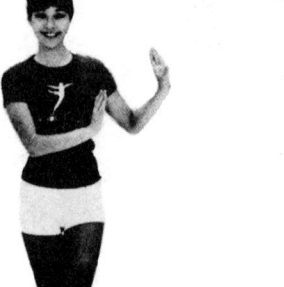
4

1. 왼발에 체중을 두고 오른발을 앞에 두고, 양팔은 팔꿈치를 굽히고 손바닥을 밖으로 향해 오른쪽으로 가지고 간다. 카운트 1
1'. 1을 비스듬히 본 것.
2. 오른발을 뒤로 당기고, 양팔은 가슴 앞을 아래서부터 통해 왼쪽으로 옮긴다. 카운트 2
3. 오른발에 체중을 두고, 왼발을 뒤에 두고 양팔을 오른쪽으로 가지고 간다. 카운트 3
4. 왼발을 앞에 두고, 양팔은 왼쪽으로 옮긴다.
※ 2~4회 반복하자.

촬스턴 킥
CHARLESTON KICK

촬스턴 엔드 차-차

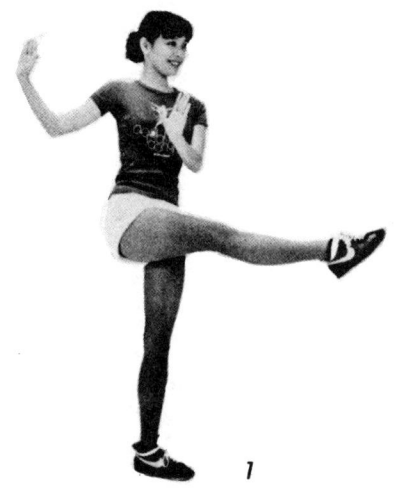
1

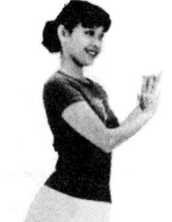
2

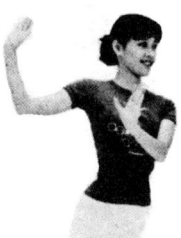
3

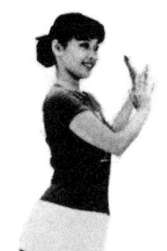

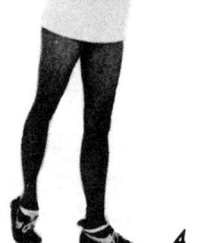
4

1. CHARLESTON 1의 오른발을 차서 앞으로 내딛는다. 카운트 1
2. 오른발을 뒤로 당기고 양팔을 왼쪽으로 옮긴다. 카운트 2
3. 오른발에 체중을 두고, 왼발은 뒤에 놓고 양팔을 오른쪽으로 가지고간다. 카운트 3
4. 왼발을 앞으로 놓고 양팔은 왼쪽으로 옮긴다.
※ 카운트 1의 오른발이 kick front로 변할뿐, 2,3,4 는 CHARLESTON 과 같다.

촬스턴 스트러트 로우
CHARLESTON STRUT LOW

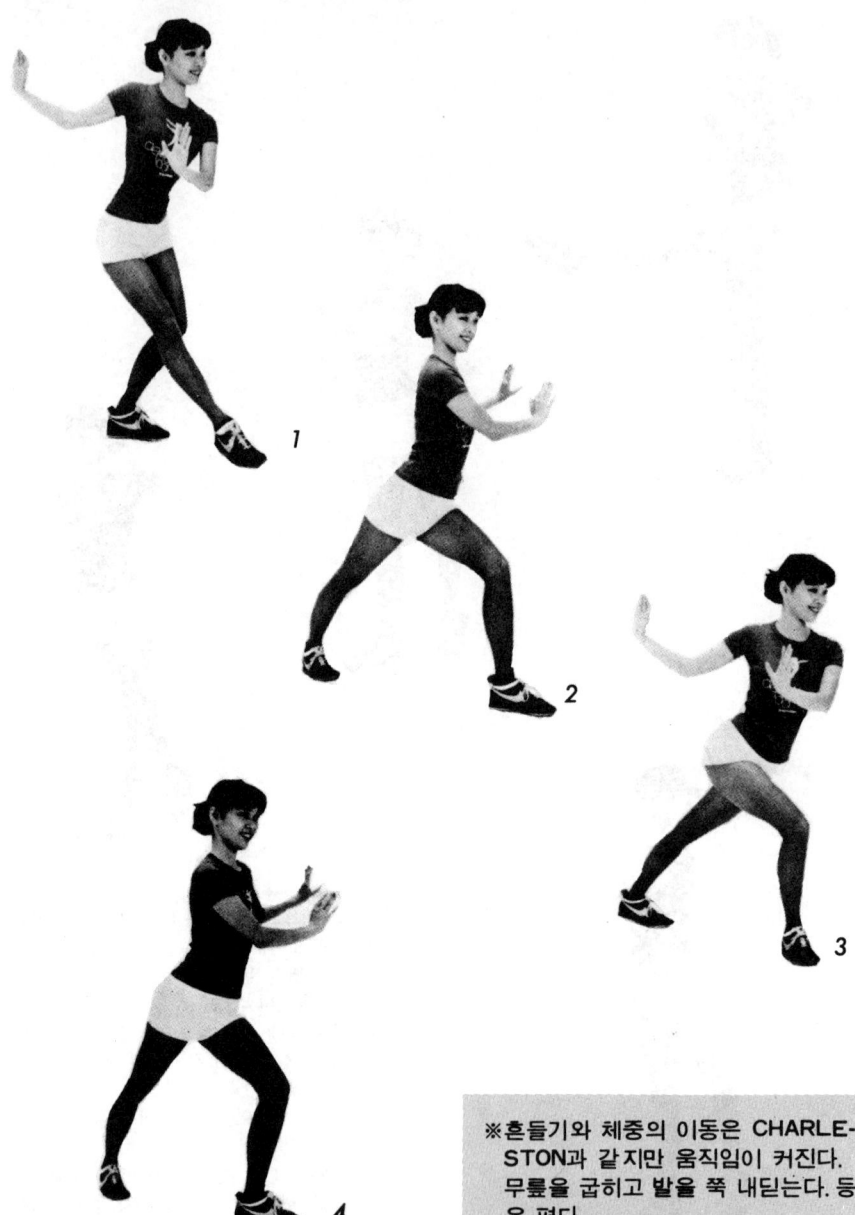

※ 흔들기와 체중의 이동은 CHARLE-STON과 같지만 움직임이 커진다. 무릎을 굽히고 발을 쭉 내딛는다. 등은 편다.

찰스턴 엔드 차-차

워크 찰스턴
WALK CHARLESTON

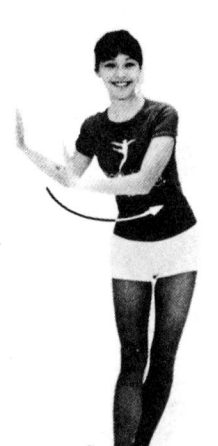

1

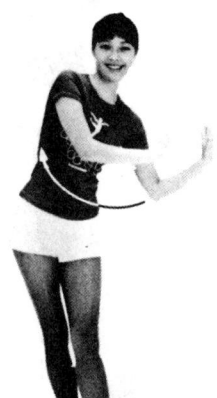

2

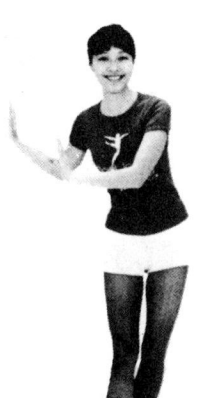

3

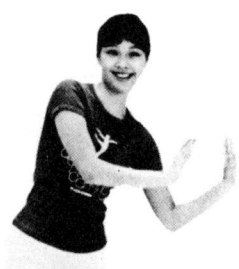

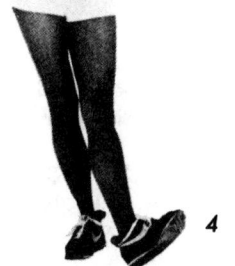

4

1. 왼발에 체중을 두고 오른발은 발뒤꿈치만을 마루에 대고 앞으로 내딛는다. 팔은 양손바닥을 밖으로 향해 오른쪽으로 내민다.
2. 오른발에 체중을 두고, 왼발 발뒤꿈치를 앞으로 내딛는다.
   팔은 가슴 앞을 아래서부터 왼쪽으로 이동한다.
3. 4. 1, 2의 반복이다.
※ 우, 좌 교대로 4회씩 반복한다.
★ 발뒤꿈치를 내딛을 때 무릎을 가볍게 올리는 듯한 기분으로 경쾌하게!

차 차
CHA CHA
(우)

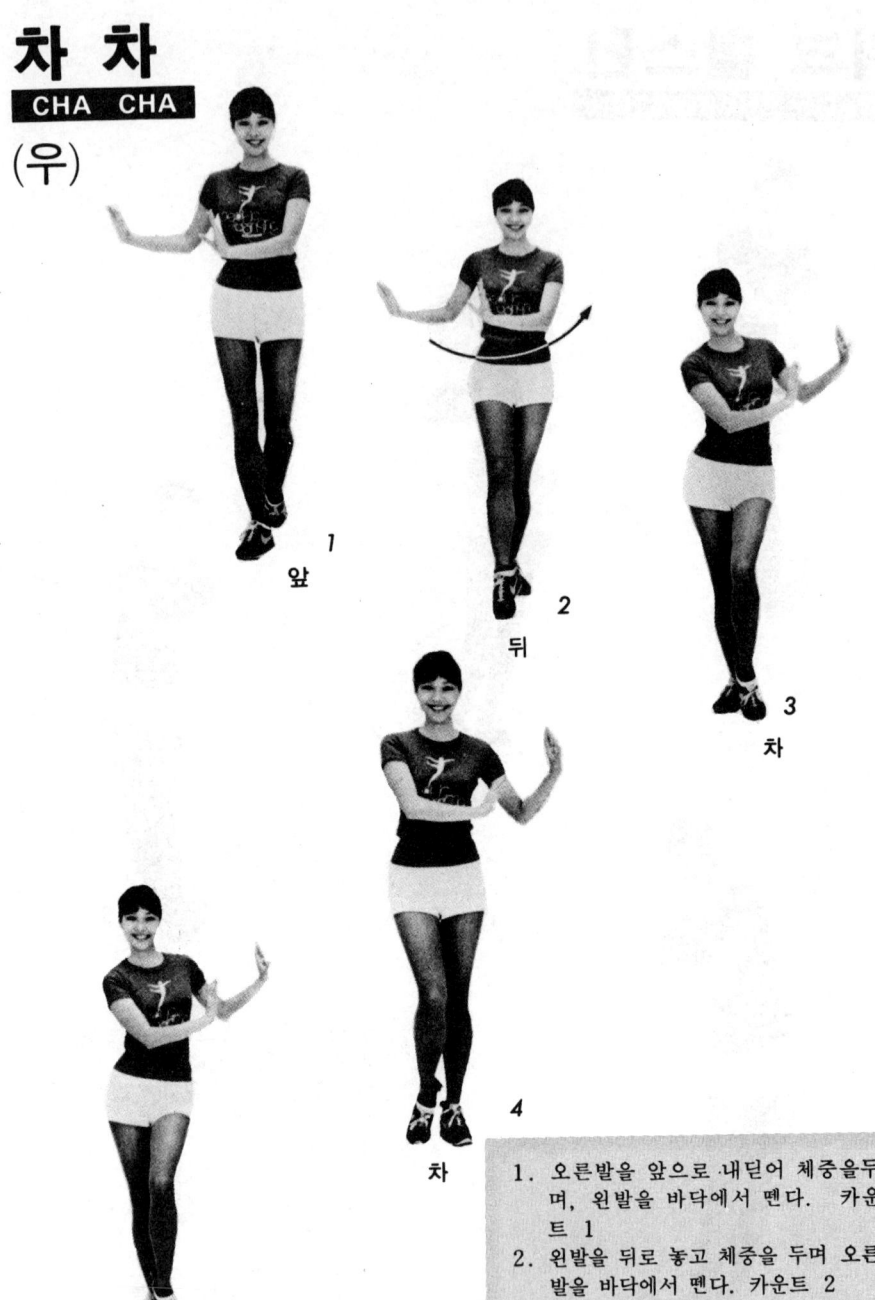

1. 오른발을 앞으로 내딛어 체중을 두며, 왼발을 바닥에서 뗀다. 카운트 1
2. 왼발을 뒤로 놓고 체중을 두며 오른발을 바닥에서 뗀다. 카운트 2
3, 4, 5. 그 장소에서 우, 좌, 우로 발을 바꾼다. 카운트 3. 4

촬스턴 엔드 차-차

(좌)

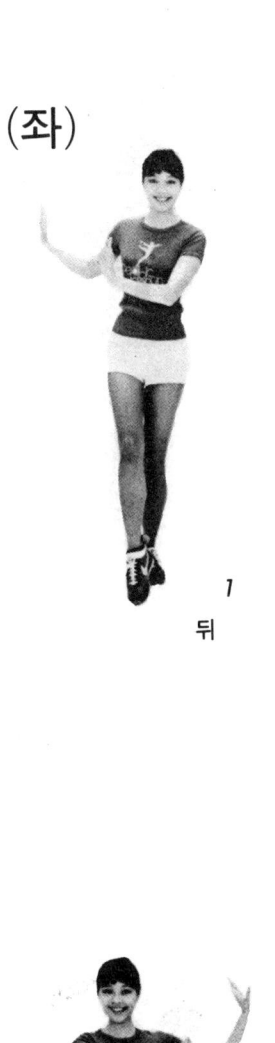
1
뒤

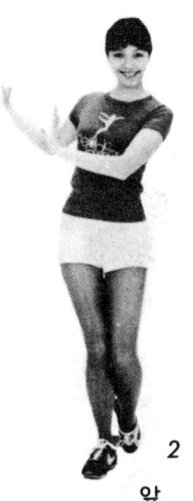
2
앞

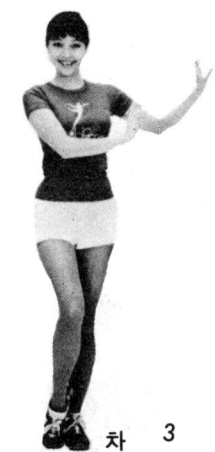
3
차

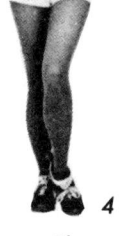
4
차

5
차

1. 왼발을 뒤로 내딛어 체중을 두며 오른발을 바닥에서 뗀다. 카운트 5
2. 오른발을 앞에 놓고 체중을 두며 왼발을 바닥에서 뗀다. 카운트 6
3, 4, 5. 그 장소에서 좌, 우, 좌로 발을 바꾼다. 카운트 7, 8

※ 양팔은 촬스턴과 같이하여 전·후의 때는 오른쪽으로, 차-차-차-의 때는 왼쪽으로 이동한다.

★앞, 뒤, CHA CHA, 뒤, 앞, CHA CHA라고 말하면서 해보자.
익히고 나면 아주 즐거운 스텝이다. 익숙해지면 약간 뛰면서 2~4회 정도 해보자.

런지 사이드
LUNGE SIDE

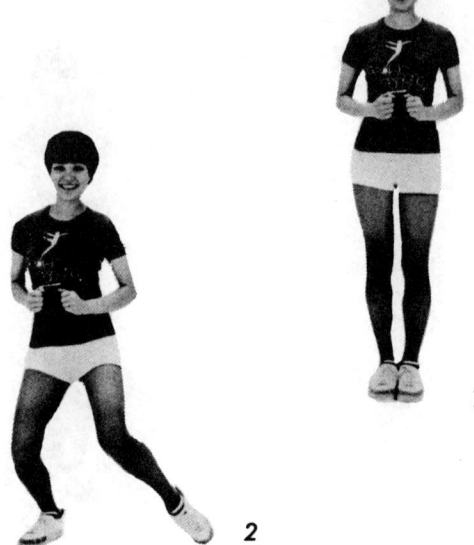

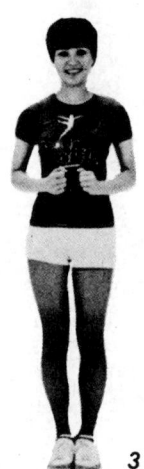

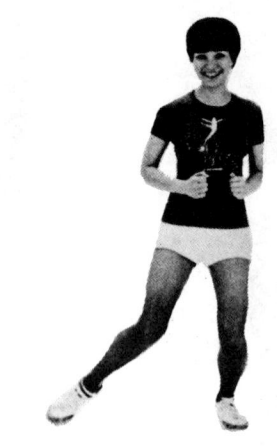

1. 양발을 모으고 서서 양팔을 허리위 치에 둔다.
2. 오른발을 옆으로 내딛고 체중을 둔 다. 이때 양무릎 모두 굽힌다.
3. 처음으로 돌아온다.
4. 왼발도 똑같이 내딛고 되돌아온다.

런지 드로우
LUNGE THROW

런 지

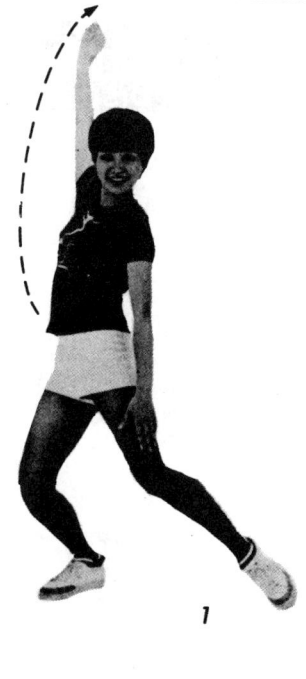
1

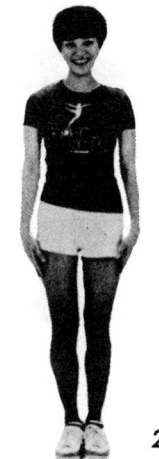
2

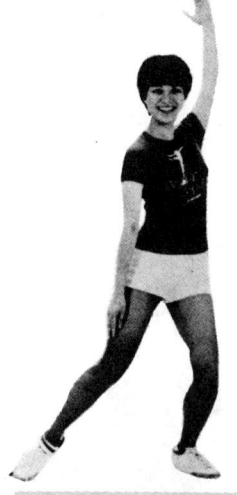
3

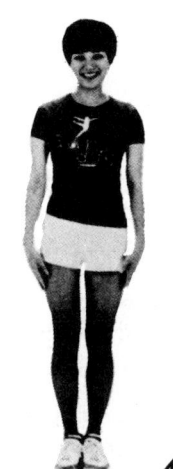
4

LUNGE SIDE에 팔흔들기가 첨가된다.
1. 오른발을 내딛는 동시에 오른팔을 던지듯이 뒤쪽으로 흔들어 올린다.
2. 오른발, 오른팔 모두 되돌아온다.
3. 왼쪽도 똑같이 왼팔을 흔들어 올린다.
4. 처음으로 돌아온다.

※ RUNGE SIDE와 섞어서 우, 좌 교대로 2회씩 해보자.

★무릎을 버티지 말고 굽힐 것, 팔을 멀리로 던질 것을 잊지 않도록 하자.

런지 디스코
LUNGE DISCO

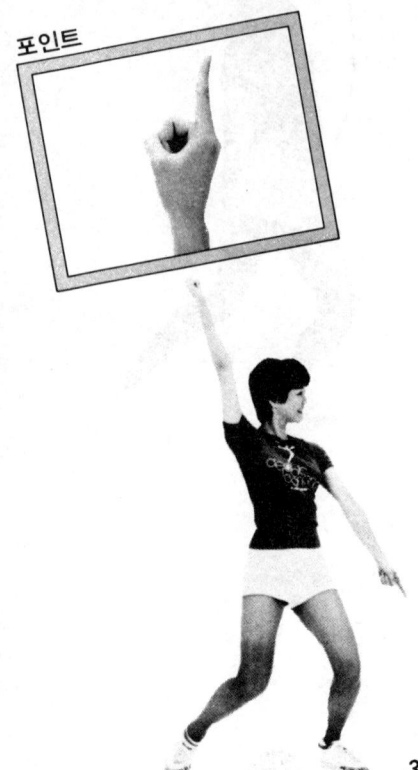
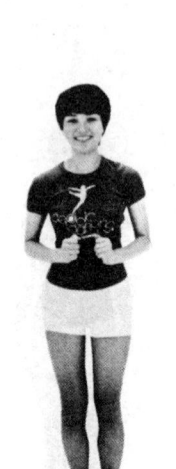
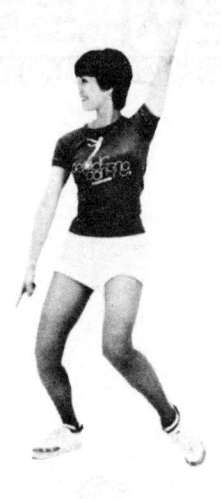
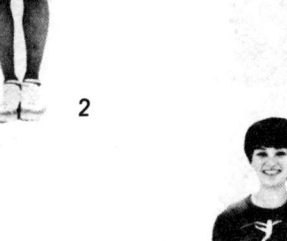
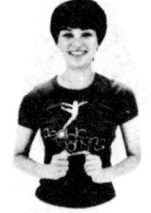
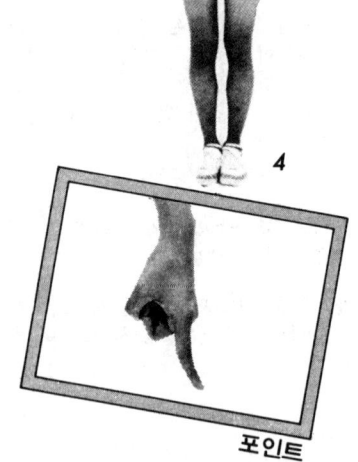

LUNGE SIDE에 팔흔들리가 첨가된다.
1. 오른발을 내딛는 동시에 양팔은 허리 위치에서 오른팔은 아래로, 왼팔은 위로 포인트해 벌린다.
2. 처음으로 돌아온다.
3. 왼발을 내딛는 동시에 왼팔을 아래로 오른팔을 위로 포인트해서 벌린다.
4. 처음으로 돌아와서 양발을 모은다.

런지 포월드 핫트
LUNGE FORWARD HAT

런 지

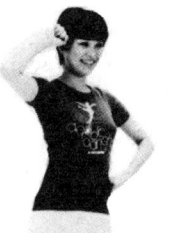
1

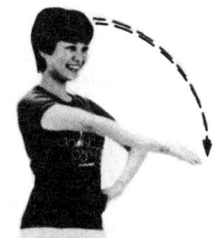
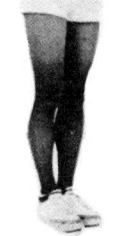

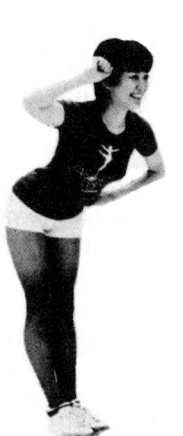
3

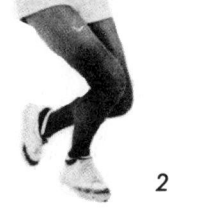
2

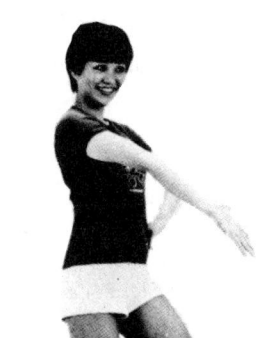
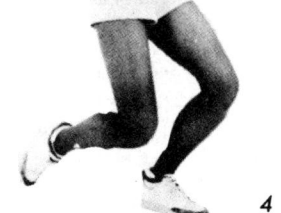
4

1. 왼손을 허리에 대고, 오른손을 모자를 벗듯이 머리위에 두고, 양발을 모으고 선다.
2. 오른발을 앞으로 내딛는 동시에 오른 팔을 앞으로 내민다.
   이때 양무릎은 굽히고 체중은 내딛는 오른발에 둔다.
3. 오른팔과 오른발을 처음 위치로 되돌려 엉덩이를 내미는 기분으로 상체를 조금 앞으로 향한다.
4. 왼발도 똑같이 해서 내딛지만 손은 오른팔만 반복한다.

※우, 좌 교대로 2회씩 한다.
★팔을 앞으로 내밀 때(2, 4), 모자를 벗어 인사를 하는 기분으로 해보자.

☆원포인트 레슨

One of the goals of Aerobic Dancing is to lower the resting heart rate, helping the heart to become a stronger pump, work less and function more efficiently.

In class, you'll be taught to keep track of how hard you are working and monitor your progress by checking your pulse after each Aerobic Dance.

Everyone has three important heart rates: the resting heart rate, the working heart rate and the recovery heart rate. All three indicate something about your level of physical fitness.

The average RESTING HEART RATE for women is 78-84 beats a minute; for men it falls between 72-78 beats a minute. A person in good aerobic condition usually has a lower resting heart rate than a person in poor aerobic condition. After a 12-week Aerobic Dance session many find that their resting heart rate decreases significantly, indicating that their hearts have become stronger.

The WORKING HEART RATE tells how hard you are working and indicates whether you are exercising at a safe but effective level. As the Aerobic Dances become more vigorous and more oxygen is required, the heart increases its rate of beating to supply oxygen to the muscles.

The RECOVERY HEART RATE is taken after exercise stops. Like the working heart rate, the recovery heart rate tells you if you are working at a safe level. Five minutes after you've stopped exercising, the heart rate should not exceed 120. After ten minutes, the count should be below 100. If not, you've overextended yourself and should exercise less rigorously.

에어로빅 댄싱의 목적의 하나는 정지시의 맥박을 올려 심장의 움직임을 보다 힘차게, 보다 효율적이고 보다 효과적으로 되도록 돕는 것이다.

레슨에서는 자신이 어느정도 격렬하게 움직이고 그 효과를 올렸는가를 가르치고, 한 에어로빅 댄싱이 끝날 때마다 맥박을 측정해 자신의 진보의 상태를 기록한다.

심장에는 중요한 세가지 상태가 있다. 그것은 안정시, 동작시, 그리고 회복시이다. 이 세가지의 상태는 자신의 피지컬피트네스 레벨에 관계되는 중요한 것이다.

여성의 안정시의 평균맥박수는 1분간에 78-84, 남성은 72-78이다. 산소상태가 좋은 사람은 그렇지않은 사람과 비교해서 안정시의 맥박수가 적다. 12주간의 에어로빅 댄스 과정을 종료하면 안정시의 맥박수는 눈에 띄게 줄어들고, 심장자체가 강해지는 것을 알 수 있다.

동작시의 맥박은 자신이 어느정도 격렬하게 움직였는가, 어느정도 무리없이 효율적으로 연습했는가를 판단하기 위한것이다. 에어로빅 댄스가 활발해지면 보다 산소를 필요로 하게 되므로, 심장은 근육에 산소를 보내기 위해 맥박수를 늘린다.

회복시는 맥박은 운동을 종료한 후에 측정한다. 동작시의 맥박과 더불어 회복시의 맥박은 무리없이 운동하고 있는가를 알 수 있다. 운동종료 5분후에 맥박수가 120을 넘고 있어서는 안된다. 10분후에 100이하가 안되면 안된다. 혹 그렇지 않은 사람은 도가 지나치게 운동을 한 것이므로, 약간 억제하는 기분으로 운동하도록 하자.

킥 엔드 니-
KICK 'N KNEE

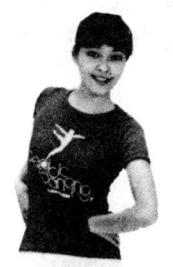
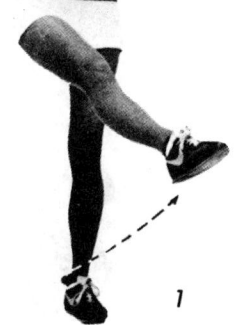
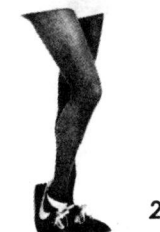
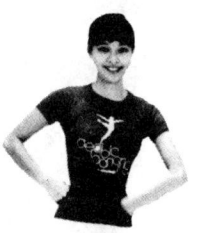
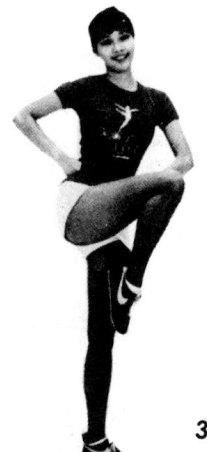

킥 엔드 홉

1. 양손을 허리에 대고, 오른발을 찬다
2. 왼발에 체중을 둔 채, 오른발을 되돌려 놓는다.
3. 오른발의 무릎을 올린다.

※오른발을 2회 하면, 왼발도 똑같이 2회 한다.

★찰(킥할)때 조금 허리를 비튼다. 무릎은 약간 안쪽으로 넣고 배에 붙이듯이 올린다.

케이크 워크 스텝 킥
CAKE WALK STEP KICK

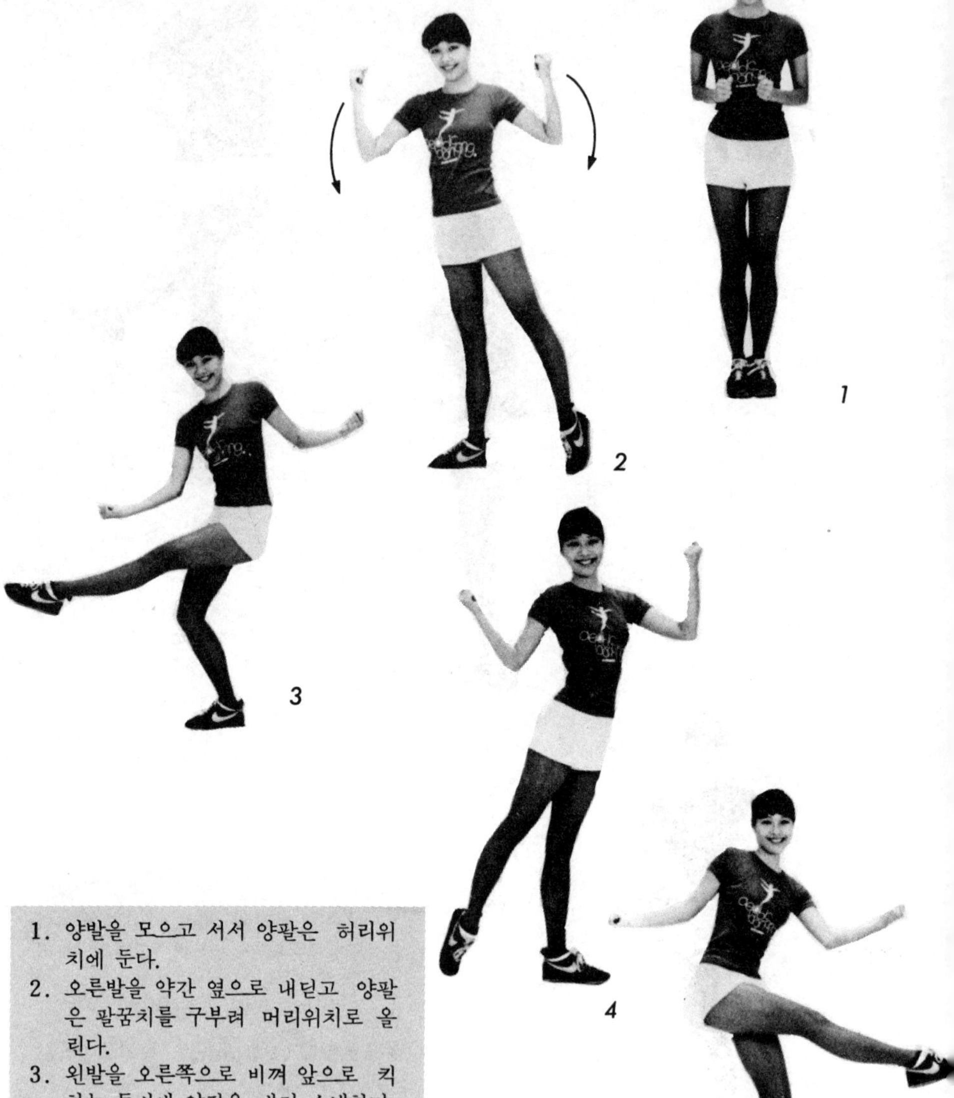

1. 양발을 모으고 서서 양팔은 허리위치에 둔다.
2. 오른발을 약간 옆으로 내딛고 양팔은 팔꿈치를 구부려 머리위치로 올린다.
3. 왼발을 오른쪽으로 비껴 앞으로 킥하는 동시에 양팔을 내려 스냅한다.
4. 왼발을 왼쪽 옆으로 내딛고, 양팔은 머리위치로 올린다.
5. 오른발을 왼쪽으로 비껴 킥하는 동시에 양손으로 스냅한다.

킥 엔드 홉

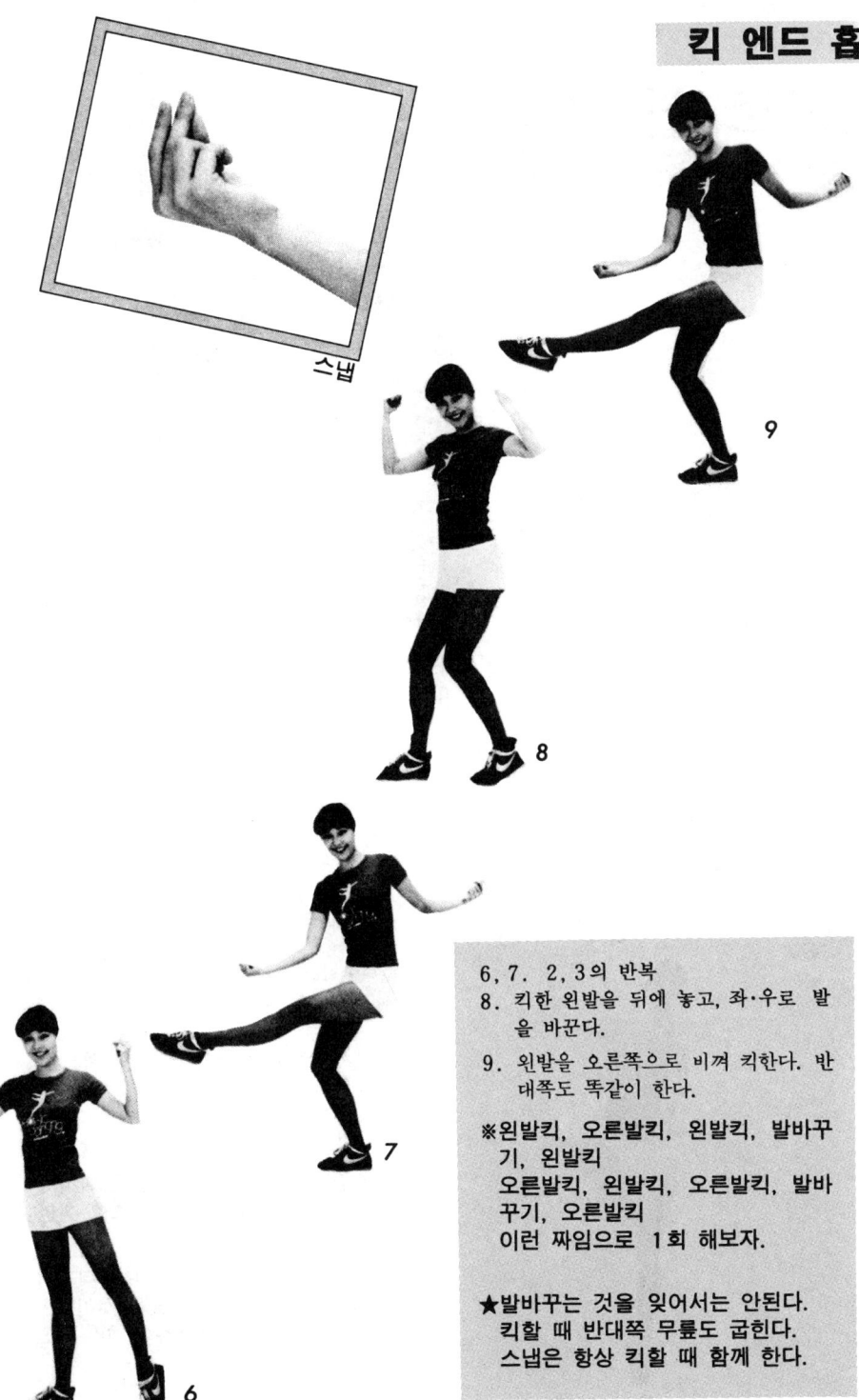

스냅

6, 7. 2, 3의 반복

8. 킥한 왼발을 뒤에 놓고, 좌·우로 발을 바꾼다.

9. 왼발을 오른쪽으로 비껴 킥한다. 반대쪽도 똑같이 한다.

※왼발킥, 오른발킥, 왼발킥, 발바꾸기, 왼발킥
오른발킥, 왼발킥, 오른발킥, 발바꾸기, 오른발킥
이런 짜임으로 1회 해보자.

★발바꾸는 것을 잊어서는 안된다.
킥할 때 반대쪽 무릎도 굽힌다.
스냅은 항상 킥할 때 함께 한다.

히트 힐 호핑
HIT HEEL HOPPING

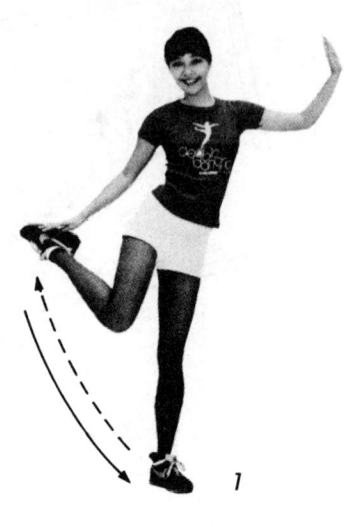
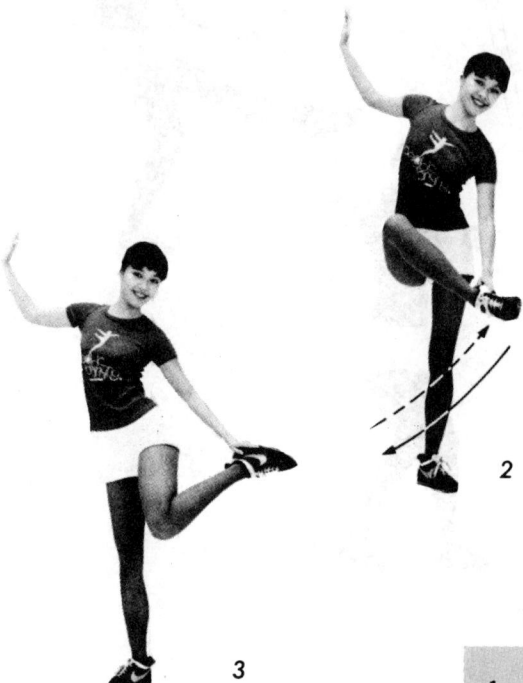

1. 왼발로 뛰어 오른쪽 무릎을 아래로 향해 굽히고, 오른발을 바깥쪽으로 올리는 동시에 오른손으로 오른발 뒤꿈치를 친다.
   오른발을 바닥에 대고, 다시 한번 똑같이 한다.
2. 왼발로 뛰어 오른쪽 무릎을 위로 향하고 오른발을 안쪽으로 올린다.
   올린 오른발 뒤꿈치를 왼손으로 친다.
3, 4. 반대쪽도 똑같이 한다.

※뒤꿈치를 치지않는 쪽 손은 어깨나 머리의 높이에 놓고 밸런스를 취한다.

★처음에는 뛰지않고 올린 발뒤꿈치를 치는 것만으로도 좋을 것이다. 그것만으로도 웨이스트와 허벅지근육이 조여진다.

킥 엔드 홉

니-리프트 업 엔드 후론트
KNEELIFT UP 'N FRONT

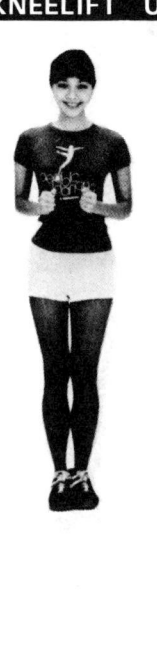
1

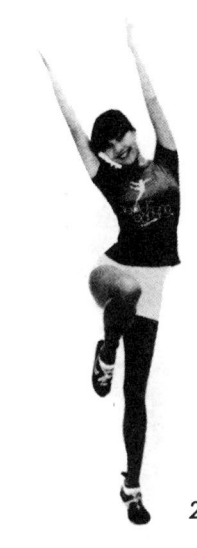
2

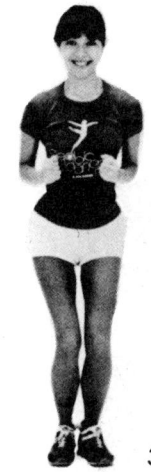
3

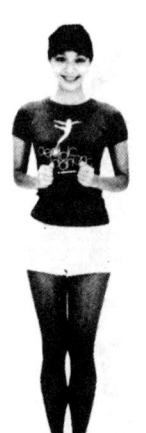
5

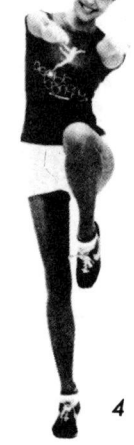
4

1. 양발을 모으고 서서 양팔은 허 위치에 놓는다.
2. 왼발로 뛰면서 오른쪽 무릎을 올리는 동시에 양팔을 뒤로 올린다.
3. 양팔, 양발을 제위치로 가져온다. 이때 무릎을 굽힌다.
4. 오른발로 뛰면서 왼쪽 무릎을 올리는 동시에 양팔을 내민다.
5. 양팔, 양발을 제위치로 가져온다.

※올린 무릎은 약간 안쪽으로 넣는듯이 하고, 양팔은 쭉 뻗어 각각 **2**회씩 한다.

겟 이트 올 투게더 콤보
GET IT ALL TOGETHER COMBO

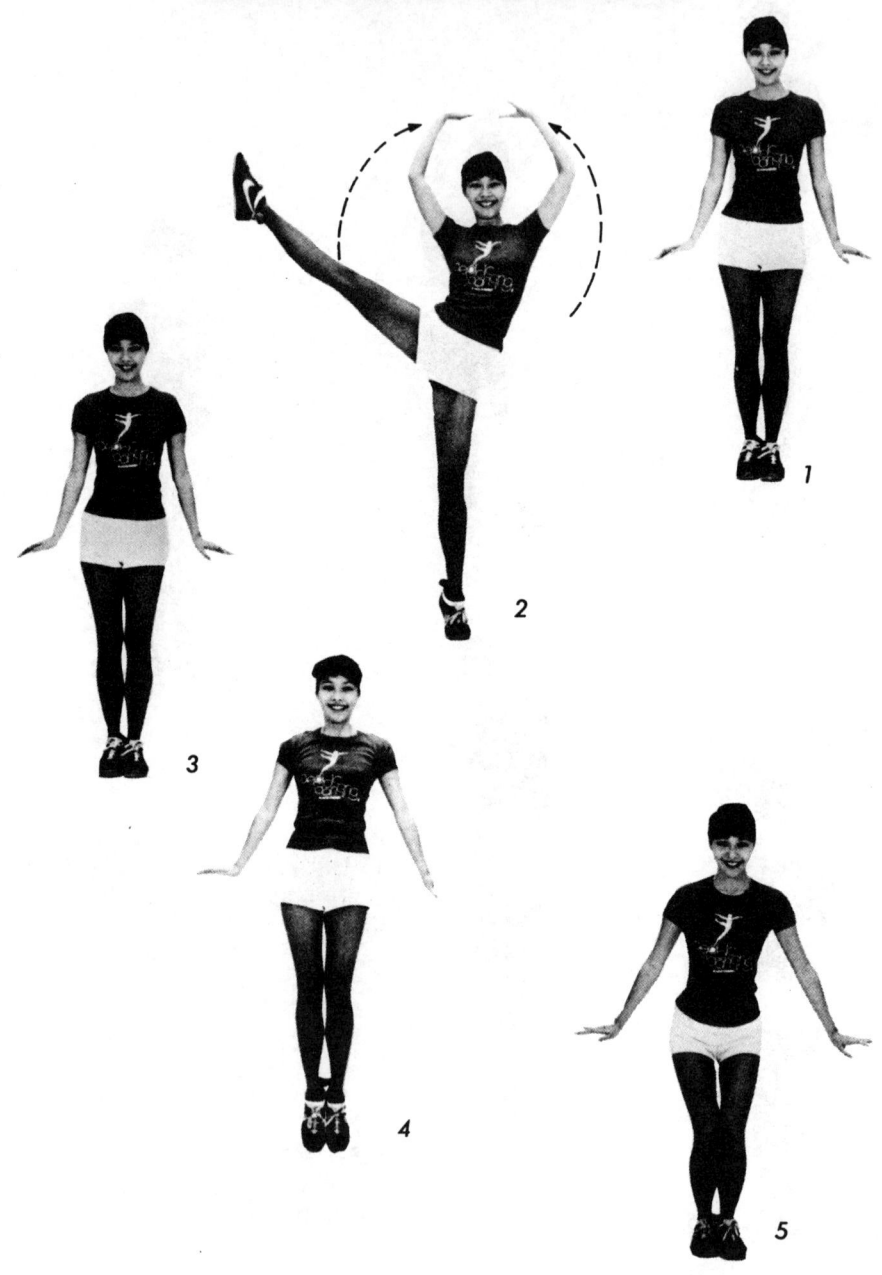

킥 엔드 홉

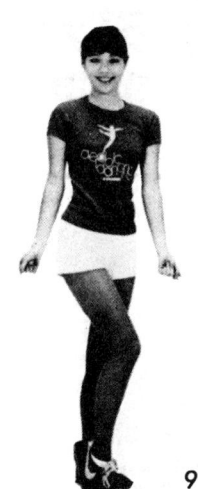

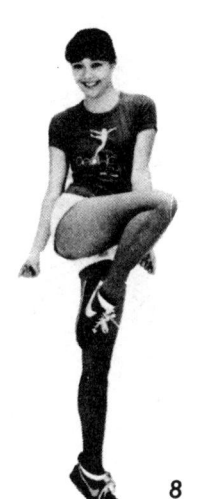

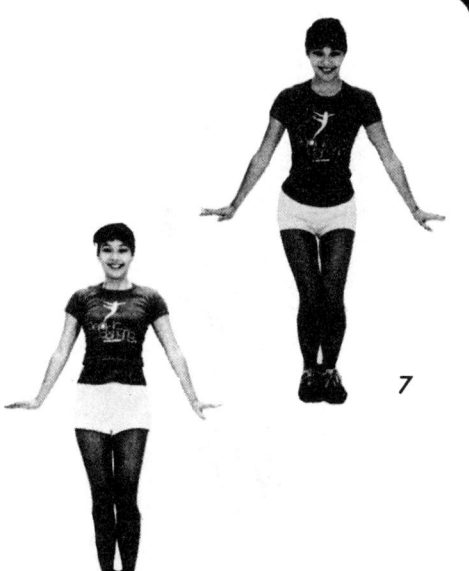

1. 양발을 모으고 서서 양손등을 뒤로 향해 옆에 놓는다.
2. 왼발은 뛰면서 오른발을 킥해서 오른쪽으로 비껴 올린다.
   그때 양팔은 바깥에서 흔들어 올려 머리위로 올린다.
3. 오른발을 되돌린다.
4, 5, 6, 7.
6·7 양발을 모으고 2회 가볍게 바운스한다.
8. 왼발로 뛰면서 오른쪽 무릎을 올리고 양손으로 스냅한다.
9. 오른발을 가져오고 다시 한번 8을 한다.

※ 왼쪽도 똑같이 우, 좌 1회씩 한다.

★ 이 콤비네이션은 신체전체에 아주 좋으므로 신체를 크게 사용해 하자

홉스카치 록
HOPSCOTCH ROCK

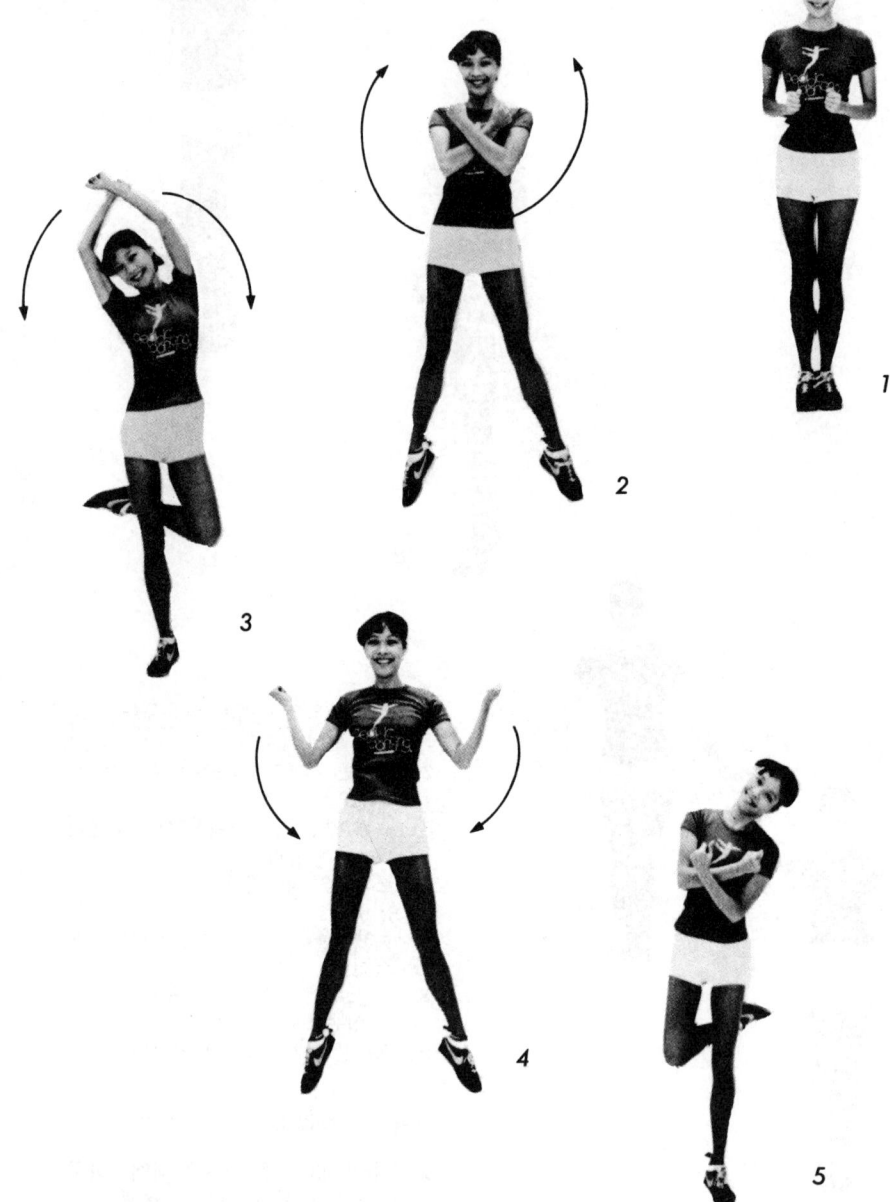

킥 엔드 홉

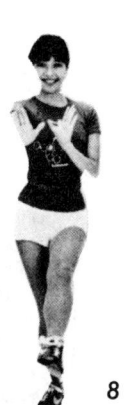
8

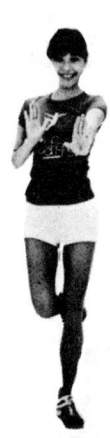
9

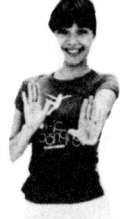
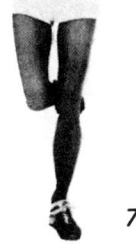
7

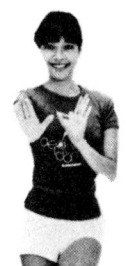
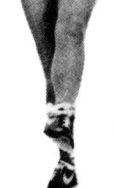
6

1. 양발을 모으고 서서 양팔은 허리위치에 둔다.
2, 3. 양발을 벌리며 점프하고, 오른발은 벌린 발의 중앙으로 내린다. 왼발은 무릎을 왼쪽으로 비껴 앞으로 향하고 오른발 뒤로 킥한다. 팔은 점프와 동시에 가슴앞에서 크로스해서 바깥쪽으로 흔들어 올리며, 킥할 때 머리 뒤에서 스냅한다.
4, 5. 다시 양발을 벌린 위치에서 점프하고 왼발을 내리고, 오른발을 오른쪽으로 비껴 굽히고 왼발뒤로 킥한다. 머리위의 손은 바깥쪽을 통해 킥할 때 팔앞에서 크로스해 스냅한다.
6. 오른발은 뒤로 체중을 두고, 왼발은 바닥에서 뗀다. 왼팔은 가슴앞에, 오른쪽 어깨를 약간 앞으로 내밀어 오른팔을 밀어낸다.
7. 왼발은 앞으로 체중을 두고, 오른발을 바닥에서 뗀다. 오른팔은 가슴앞에, 왼쪽어깨를 약간 앞으로 내밀어 왼팔을 밀어낸다.
8, 9. 6, 7을 반복한다.
★조금 복잡하지만 익히고나면 흥이 나는 즐거운 스텝이다.

텃치 스텝 시미 브레이크 2
TOUCH STEP SHIMMIE BREAK 2

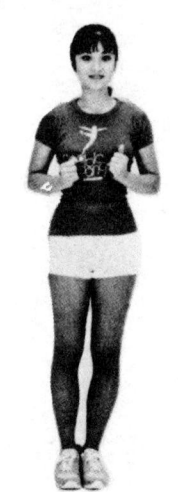

1

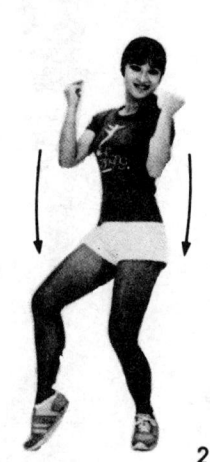

2

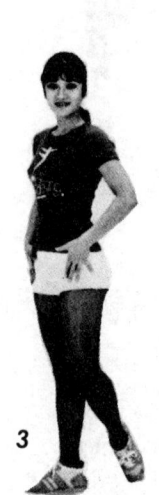

3

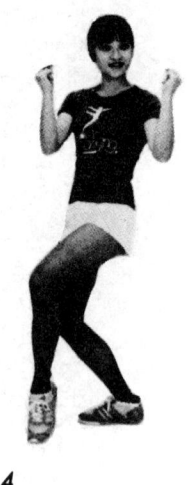

4

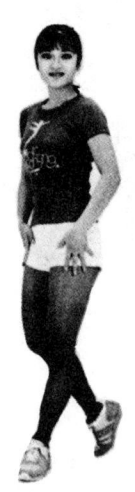

5

투 - 더 사이드 Ⅱ

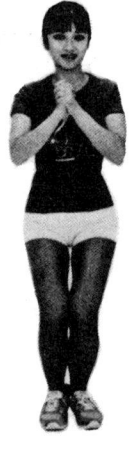

8

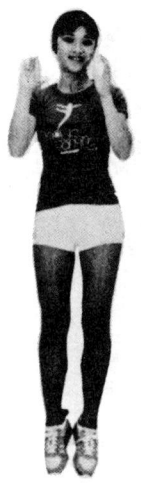

7

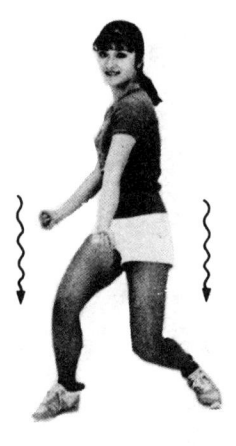

6

1. 양팔은 허리위치에 두고, 양발을 모으고 선다.
2. 몸을 약간 뒤로 쓰러뜨리는 기분으로, 오른발을 발끝으로 터치하고 옆으로 내딛는다. 양손은 어깨위치에서 스냅한다.
3. 오른발을 완전히 딛어 체중을 두고 양팔로 허벅지를 친다.
4. 몸을 조금 뒤로 쓰러뜨리는 기분으로 왼발을 오른발 앞에서 크로스해 발끝으로 터치한다.
   양손은 어깨위치에서 스냅한다.
5. 왼발은 완전히 딛어 체중을 두고 양팔로 허벅지를 친다.
6. 오른쪽으로 비껴 오른발을 내딛는다. 양팔은 팔꿈치를 옆에 대듯이 앞으로 내고, 양어깨를 전후로 흔든다.
7, 8. BREAK 2를 한다

★ 1～5를 1회로 하여 세번 반복하고, 6～8을 1회로 하여 1세트가 된다. 왼쪽도 같은 요령으로 하여 보자.

터언 엔드 스냅 아웃 아암 오우버
TURN 'N SNAP OUT ARM OVER

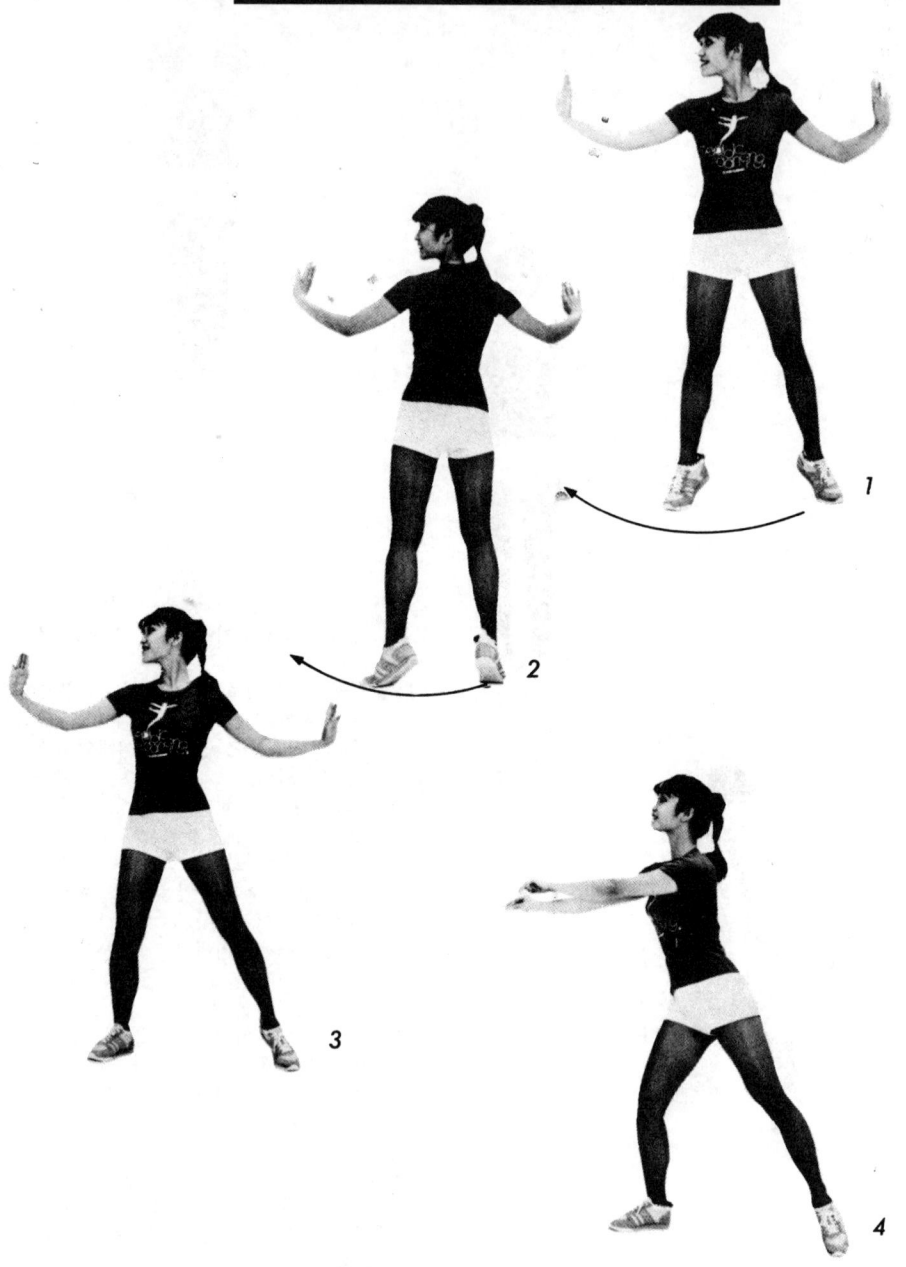

투-더 사이드 II

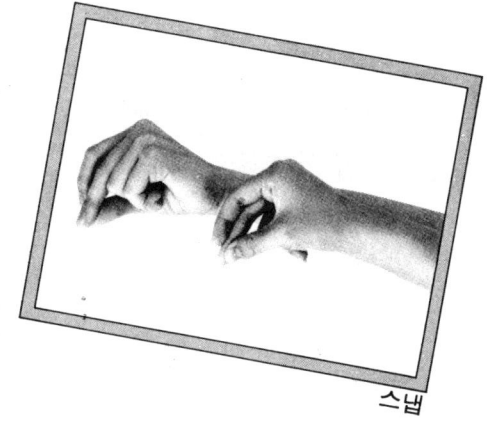
스냅

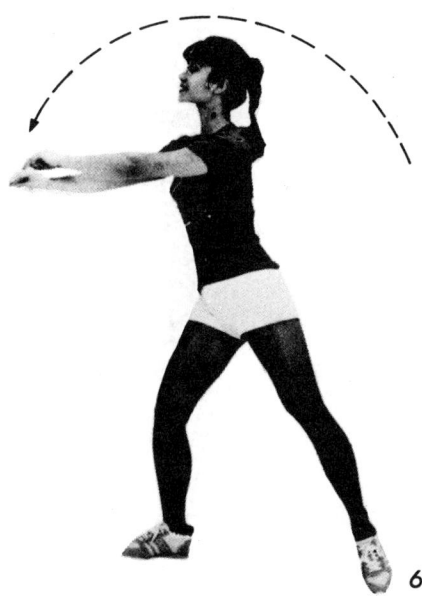
6

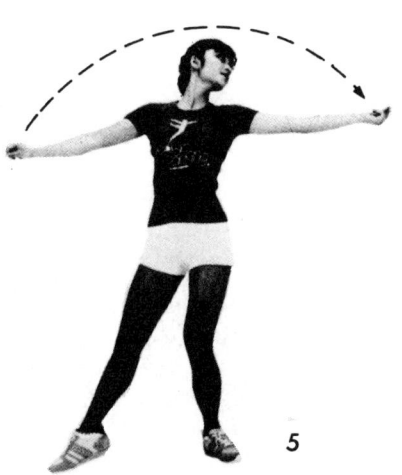
5

1. 양팔은 가볍게 팔꿈치를 굽혀 양옆으로 벌리고, 오른발을 옆으로 내딛고 양발에 체중을 둔다.
2. 그 자세에서 왼발을 앞에서 오른쪽 옆으로 내딛어 뒤로 향하게 된다.
3. 뒤돌아보는 모양으로 다시한번 오른발을 오른쪽옆으로 내딛어 체중을 둔다, .
4. 왼손을 오른손에 맞추어 스냅한다.
5. 왼발에 체중을 옮기는 동시에 왼손을 머리위에서 크게 벌리고 스냅한다.
6. 왼손을 오른손에 맞추어 스냅한다.
※왼쪽으로도 똑같이 하며 이동한다. 우, 좌 1회씩 한다.
★ turn은 빨리, armover는 천천히 느긋한 기분으로!

스텝 아웃 크로스 싱글 스냅
STEP OUT CROSS SINGLE SNAP

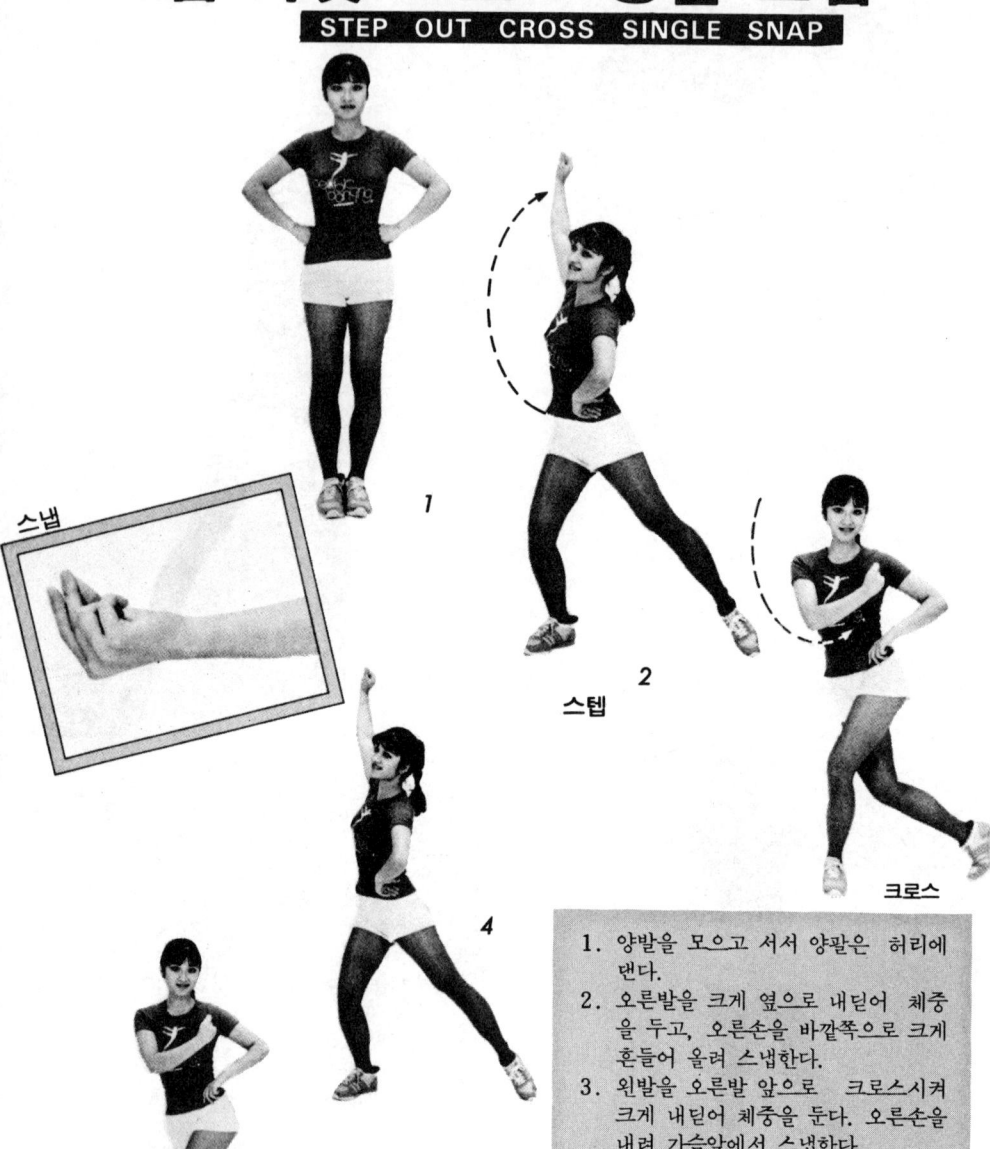

스냅

스텝

크로스

1. 양발을 모으고 서서 양팔은 허리에 댄다.
2. 오른발을 크게 옆으로 내딛어 체중을 두고, 오른손을 바깥쪽으로 크게 흔들어 올려 스냅한다.
3. 왼발을 오른발 앞으로 크로스시켜 크게 내딛어 체중을 둔다. 오른손을 내려 가슴앞에서 스냅한다.
4. 5. 2, 3을 반복한다.

★처음에는 옆으로 4회(스텝, 크로스가 1회) 해본다. 익숙해지면 4회로 원을 그려보자.

루-더 사이드 Ⅱ

그라이드 엔드 폴 백
GLIDE 'N FALL BACK

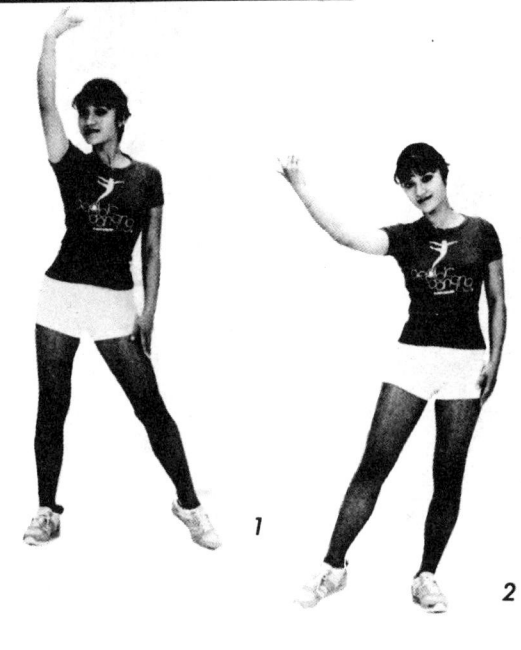

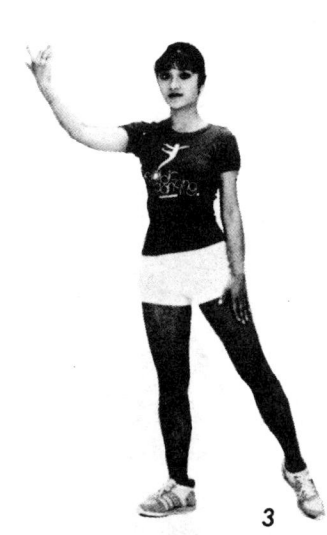

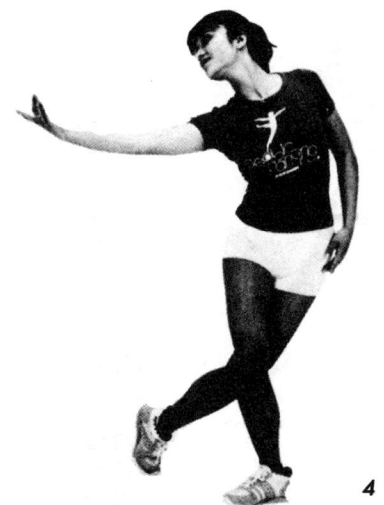

1. 오른손을 앞에서부터 위로 올리면서 오른발을 옆으로 내딛는다. 왼손은 허벅지에 댄다.
2. 오른손을 내리면서 재빨리 왼발을 오른발에 붙여 오른발을 튕겨낸다.
3. 2에서 튕겨낸 발을 놓고 체중을 둔다.
4. 오른손을 오른쪽 비스듬히 내리고, 왼발을 오른발 뒤로 크로스해 놓고, 왼발, 오른발로 발을 바꾼다.

※같은 식으로 왼쪽으로 이동한다. 우좌 1회씩 한다.
1~3까지가 카운트 1~2
4에서 발바꾸기 왼쪽이 카운트 3, 오른쪽이 카운트 4

★2의 이동은 반동으로 부딪쳐 움직이는 기분으로 해보자.

슬라이드
SLIDE

투-더 사이드 II

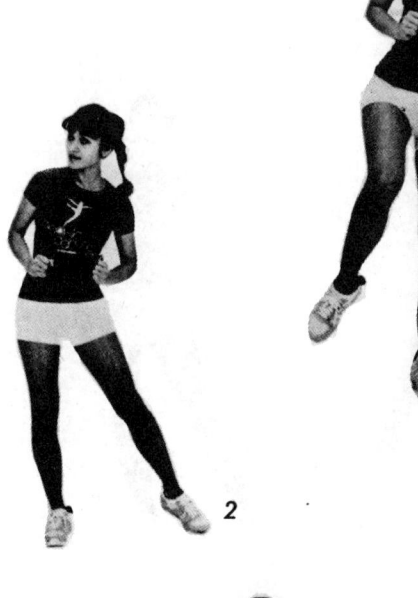
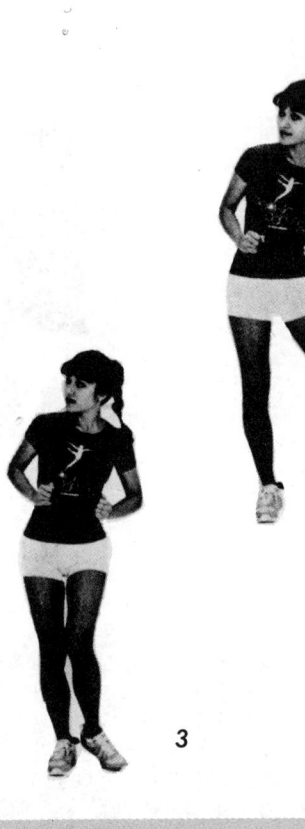
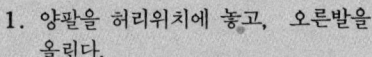
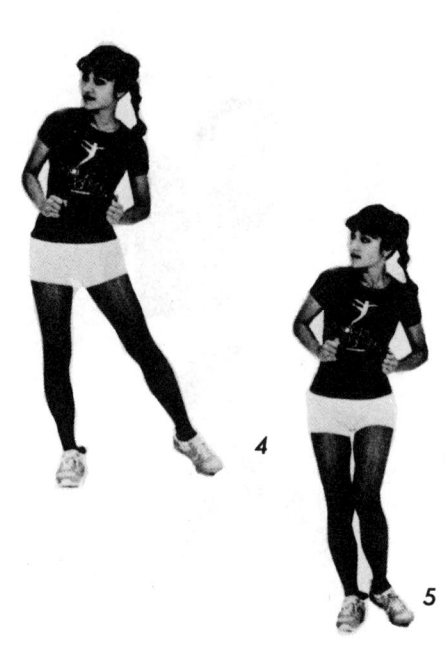

1. 양팔을 허리위치에 놓고, 오른발을 올린다.
2, 3 올린 발을 옆으로 내딛고, 왼발을 미끄러지듯이 오른발에 붙인다.
4, 5 붙이고는 바로 오른발을 내딛고 왼발을 오른발에 붙인다.

※ 내딛고 붙이고가 1회이다.
　4회나 8회 반복하면서 미끄러지듯이 우로 이동한다.
　왼쪽도 똑같이 하여 좌로 이동한다.

스트레치

스트로우크 스웨이스
STROKE SWAYS

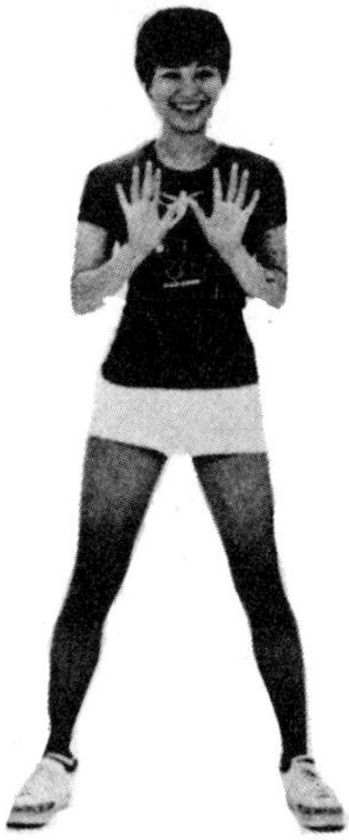

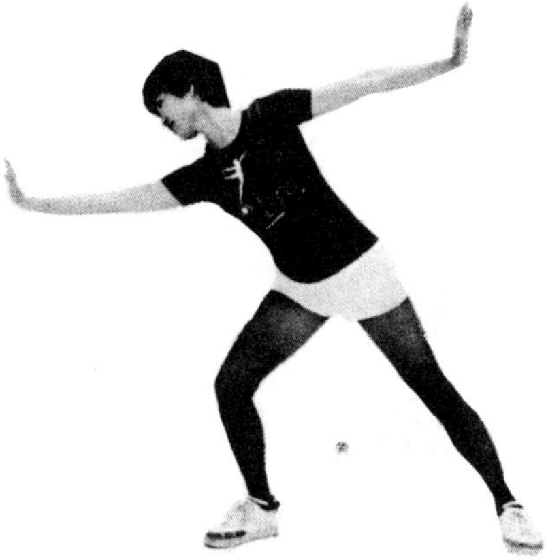

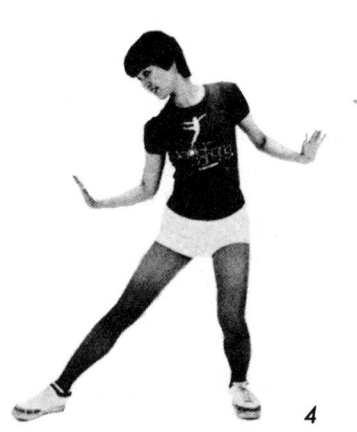

1. 양손바닥을 앞으로 향하고, 팔꿈치를 굽혀 가슴앞에 놓고, 양발을 크게 벌리고 선다.
2. 오른쪽 무릎을 굽혀 오른발에 체중을 두고, 양손을 앞으로 밀어낸다.
3. 밀어낸 손을 바깥쪽으로 벌리면서 상체를 오른쪽으로 약간 기울인다.
4. 양손을 아래부터 가져오면서 왼쪽 무릎을 굽혀 왼다리에 체중을 이동하면서 1로 돌아온다.

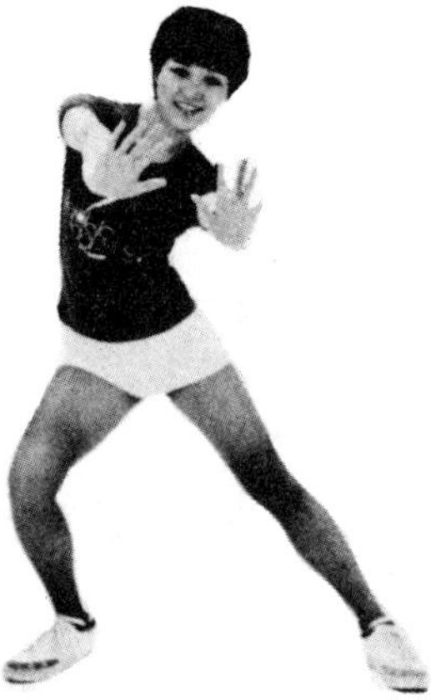

※오른쪽을 3회 하면 왼쪽도 똑같이 한다.
★이것은 상반신에 아주 좋은 운동이다. 가슴과 옆구리를 충분히 사용한다.

그라인드
GRIND

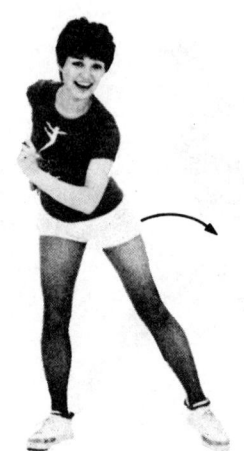
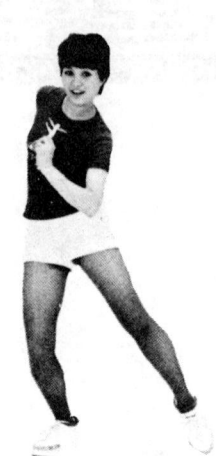
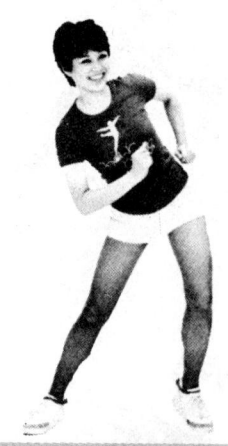
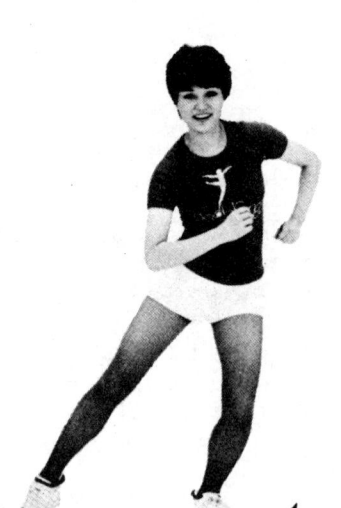

1. 양팔은 허리위치에 자연스럽게 놓고 오른발을 옆으로 크게 벌리는 동시에 골반이 움직인다.
2. 3. 그 위치에서 골반을 뒤로 빼고 돌리면서 뒤로 이동한다.
4. 왼발에 체중을 두고 골반을 앞으로 당긴다.

★허리의 세이프업에 딱맞는 운동이다.

워터풀스
WATERPULLS

스트렛치

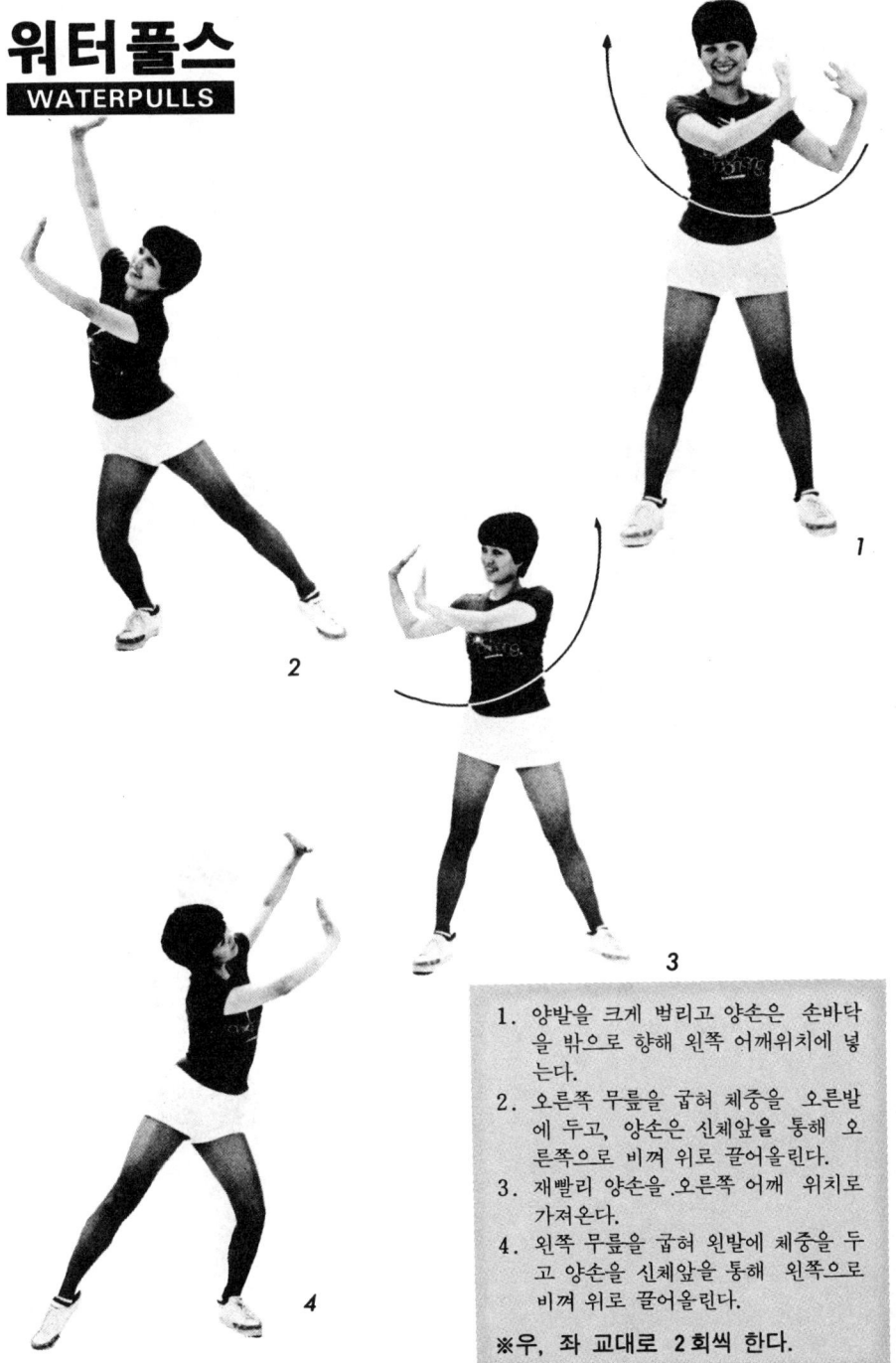

1. 양발을 크게 벌리고 양손은 손바닥을 밖으로 향해 왼쪽 어깨위치에 넣는다.
2. 오른쪽 무릎을 굽혀 체중을 오른발에 두고, 양손은 신체앞을 통해 오른쪽으로 비껴 위로 끌어올린다.
3. 재빨리 양손을 오른쪽 어깨 위치로 가져온다.
4. 왼쪽 무릎을 굽혀 왼발에 체중을 두고 양손을 신체앞을 통해 왼쪽으로 비껴 위로 끌어올린다.

※우, 좌 교대로 2회씩 한다.

라즐 다즐
RAZZLE DAZZLE

스트렛치

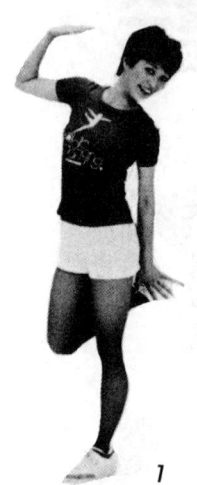

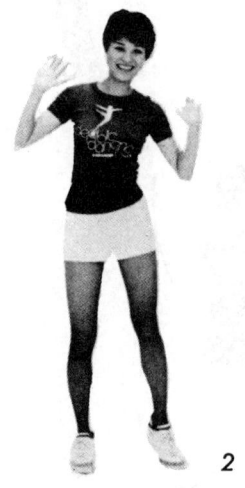

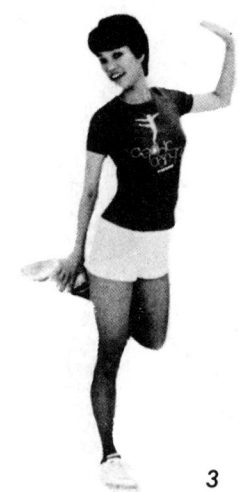

1. 오른발의 무릎부터 굽혀 왼발 뒤로 옮기고 왼손으로 오른발을 친다. 얼굴은 왼쪽을 보고 오른손은 팔꿈치를 위로 올린다.
2. 오른발을 놓는다.
4. 왼발을 올리고 오른손으로 왼발을 친다. 얼굴은 오른쪽을 보고 왼손은 팔꿈치를 굽혀 위로 올린다.

※우, 좌 교대로 4회씩 한다.

★간단하게 장소에 구애받지 않고 할 수 있는 웨이스트를 위한 운동이다

펜듀럼
PENDULUM

스윙 엔드 스냅
SWING 'N SNAP

스윙

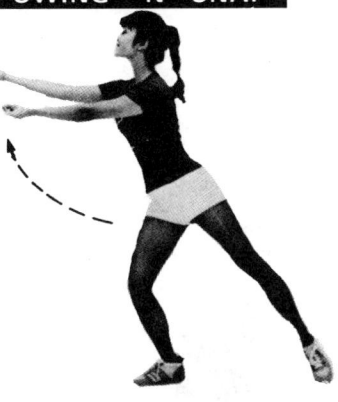

1

2

왼발에 체중을 두고 서서 왼발을 약간 바닥에서 떼고 힘차게 시작한다.
1. 오른발을 놓고 왼발을 흔들어 올린다. 그대로 오른발로 1회 바운스한다.
2. 왼발을 오른발에 붙이는 동시에 오른발을 흔들어 올려 그대로 1회 바운스한다.
   양팔의 팔꿈치를 가볍게 굽히고 옆으로 벌린다.

※우, 좌 교대로 2회씩 한다.
★발은 시계추같이 움직인다.

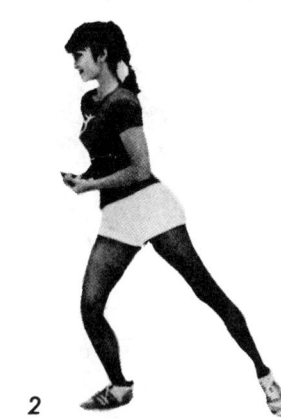

1

2

1. 오른발을 크게 옆으로 내딛고 오른쪽 무릎을 굽혀 오른발에 체중을 둔다. 양팔을 아래에서 크게 오른쪽으로 흔들어올리는 기분으로 내민다.
2. 그 위치에서 양팔을 몸에 붙이는 기분으로 허리 위치로 끌어 스냅한다.
   반대쪽도 똑같이한다.

※우, 좌 교대로 4회씩 한다.

★오른발과 왼발의 체중이동을 부드럽게 하도록 하자.

스윙

디스코 스윙
DISCO SWING

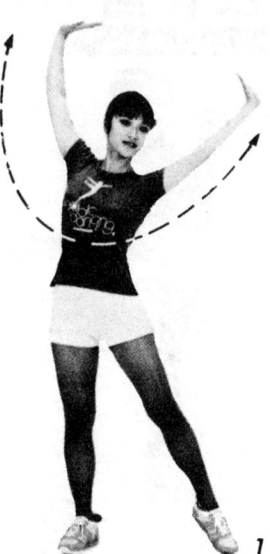
1

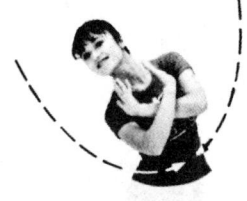
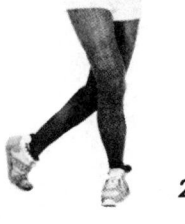
2

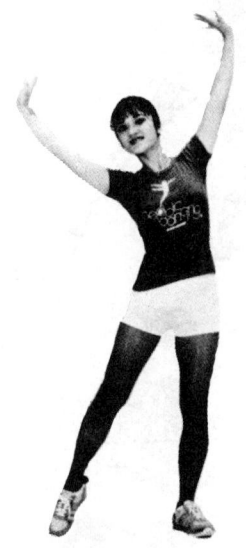
3

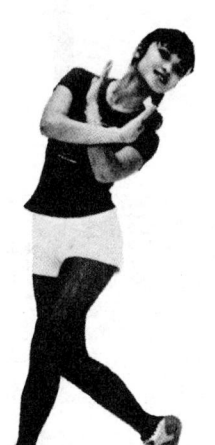
4

1. 오른발을 옆으로 내딛고 양팔은 가슴 앞에서 크로스하고 머리위로 올린다.
2. 오른발에 체중을 둔 채, 왼발은 뒤꿈치를 올려 오른발 뒤에 놓는다. 그때 상체는 조금 오른쪽으로 기울이고 양팔은 가슴앞에서 크로스한다.
3. 왼발을 왼쪽옆으로 내딛고 양팔은 머리위로 올린다.
4. 왼발에 체중을 둔 채, 오른발을 왼발 뒤에 놓는다. 상체는 조금 왼쪽으로 기울이고 가슴앞에서 크로스한다. 우, 좌 교대로 2회씩 한다.
★발을 옆으로 내딛을 때 무릎을 부드럽게 사용해서 바운스하는 기분으로 하자.

편성하여 본 바리에이션 No.1

여기에 소개하는 두 가지의 패턴은, 지금까지 연습한 댄스를 편성해본 것이다. 처음에는, '원·투·트리·포' 하고 소리를 내면서 춤을 추어 보자. 어느 정도 익숙해지면, 자기가 좋아하는 곡을 틀어 놓고, 그 곡에 맞추어서 추어 본다. 다소 맞지 않더라도, 자꾸 반복하여 연습하면 새로운 편성이 된다. 여기에 소개하는 패턴을 기본으로 하여, 자기의 독특한 기법을 만들어 보자.

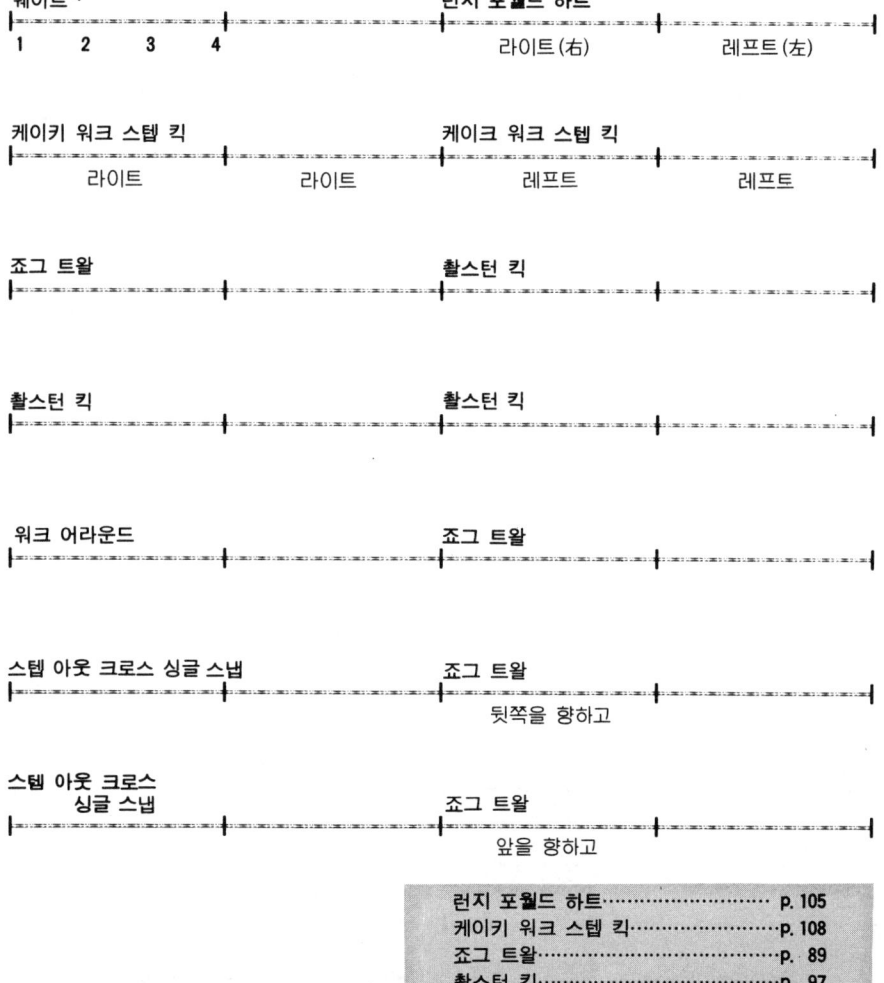

𝄞 편성하여 본 바리에이션 No. 2

4 카운트

웨이트	점프 터언스	브레이크 2
1 2 3 4		

스트로크 스웨이스		브레이크 2	
라이트(右)	라이트	라이트	

스트로스 스웨이스		브레이크 2	
레프트(左)	레프트	레프트	

홉스카치 로크	홉스카치 로크

컨트리 죠그		컨트리 죠그	
포워드 (앞)	포워드 (앞)	백 (뒤)	백 (뒤)

슬라이드		슬라이드	
라이트	라이트	레프트	레프트

투 스텝 딕 이트		런 런 터언 어라운드	
라이트	레프트		

슬라이드		슬라이드	
라이트	라이트	레프트	레프트

재즈 워크		컨트리 죠그	
		백 (뒤)	백 (뒤)

점프 터언즈·············· p. 66	슬라이드·············· p. 122
브레이크 2·············· p. 67	투 스텝 딕 이트·········· p. 72
스트로우크 스웨이스······· p. 123	런 런 터언 어라운드······· p. 70
홉 스카치 로크··········· p. 114	재즈 워크·············· p. 79
컨트리 죠그············· p. 88	

제7장 쿨-다운
Cool-down

댄스로 올라간 맥박(H·R)을 내리기 위한 운동이다.
우아하게, 천천히 하자.

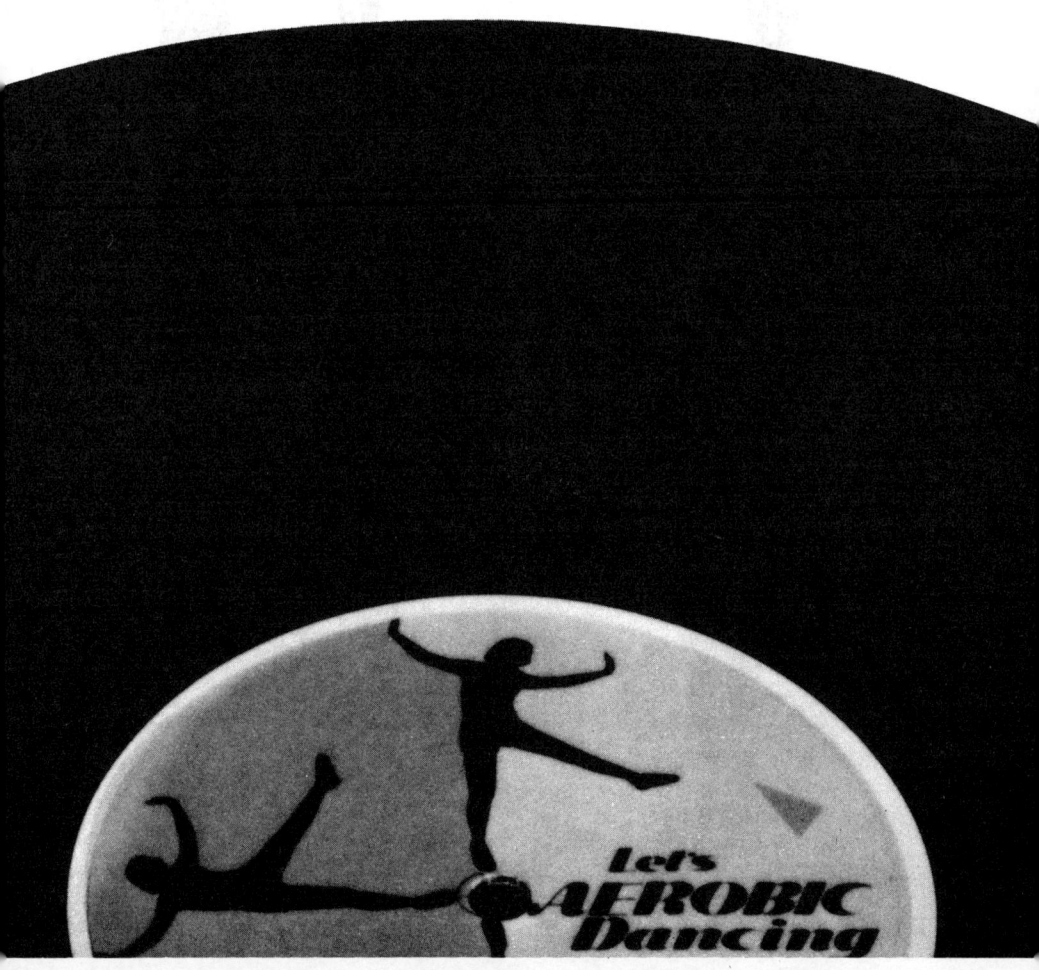

니 밴드 스윕 슬로우
KNEEBEND SWEEP SLOW

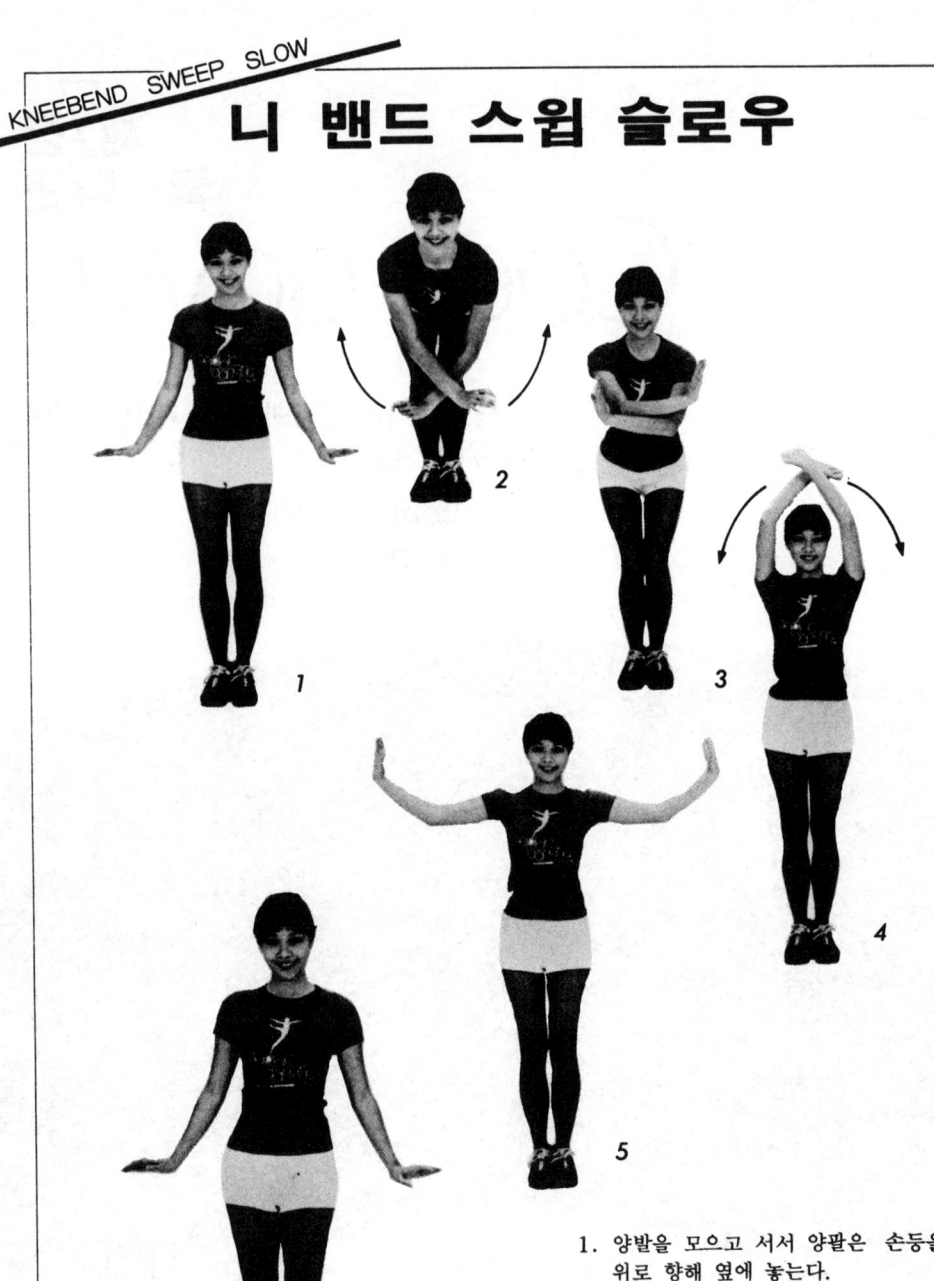

1. 양발을 모으고 서서 양팔은 손등을 위로 향해 옆에 놓는다.
2. 양무릎을 깊이 굽히는 동시에 양팔을 앞에서 크로스한다.
3, 4 일어서면서 양팔을 바깥쪽으로 돌려 올린다.
5, 6 그대로 손바닥을 밖으로 향해 원래 위치로 내린다.

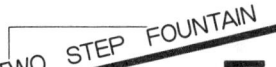

TWO STEP FOUNTAIN

투 스텝 파운틴

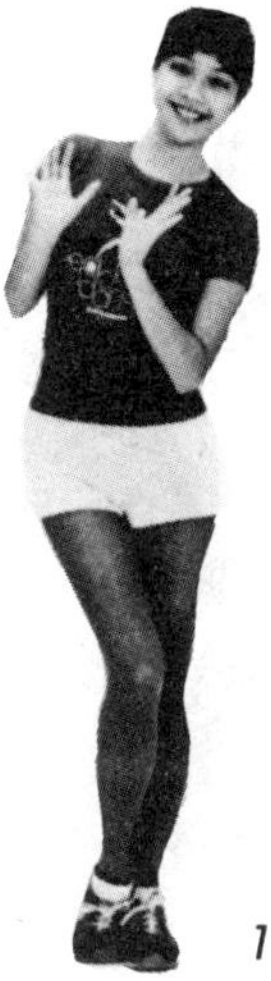

1

2

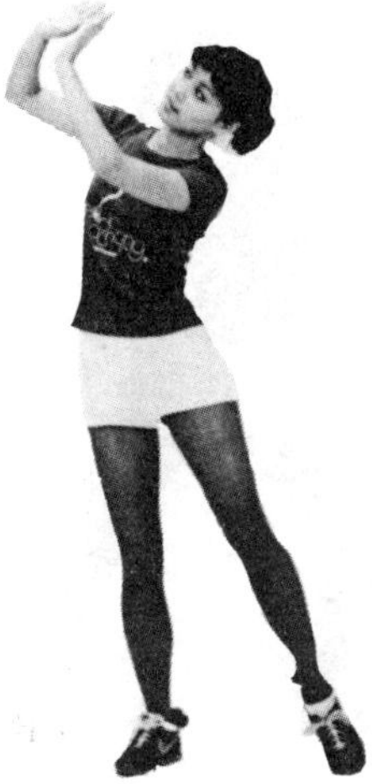

3

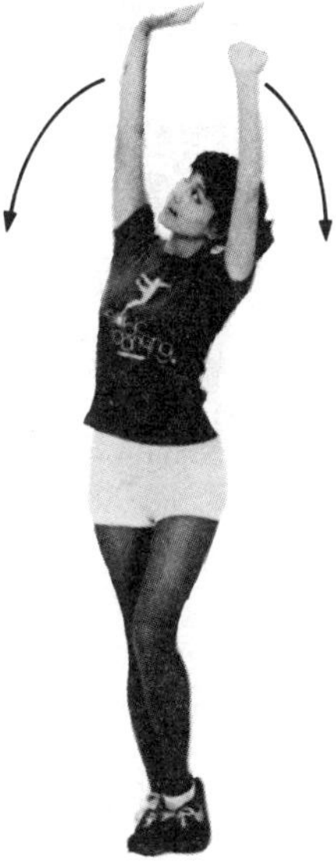

4

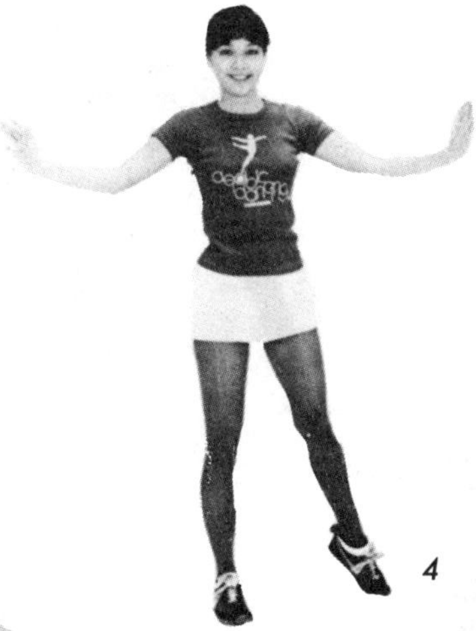

5

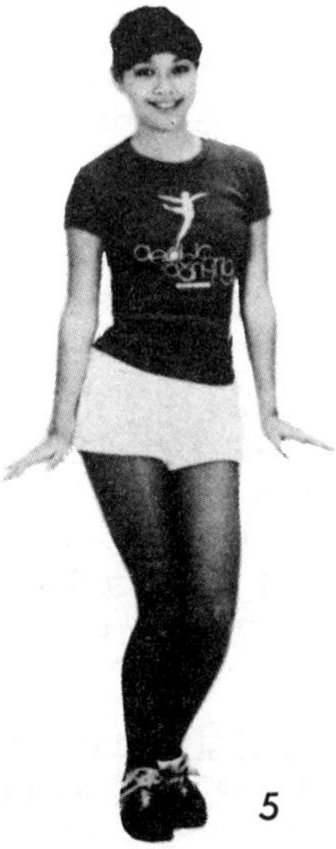

1. 왼발에 체중을 두고 서고, 팔꿈치를 굽혀 양손바닥을 밖으로 향해 가슴 앞에 놓는다.
2, 3발을 옆으로 내딛어 왼발을 붙인다. 양손은 분수같이 점점 올려간다
4, 5다시 오른발을 옆으로 내딛고, 왼발을 붙인다.

※ 왼쪽도 똑같이 한다. 우, 좌 1회씩 한다.

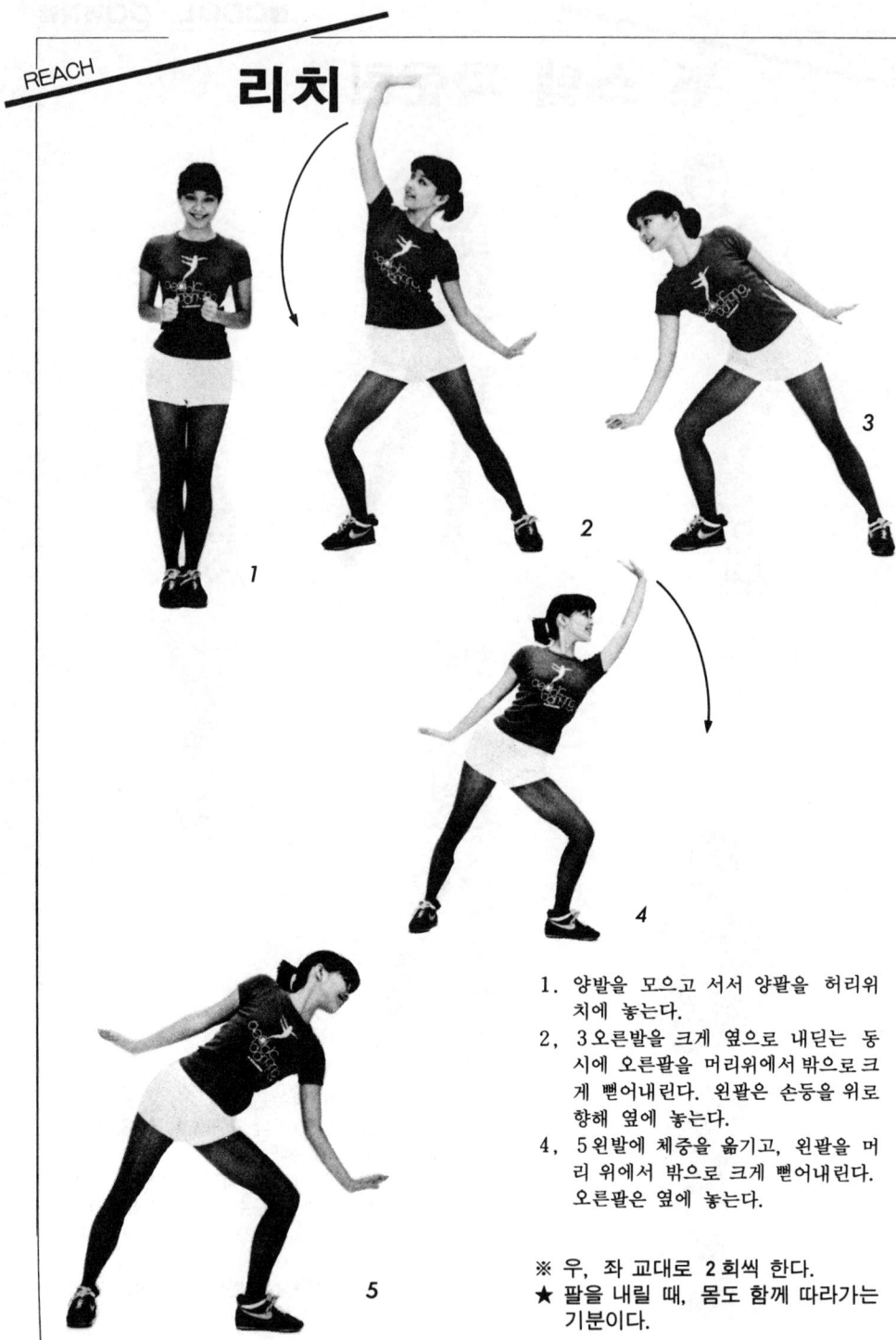

STEP UP CIRCLE

■COOL DOWN■

스텝 업 시 - 클

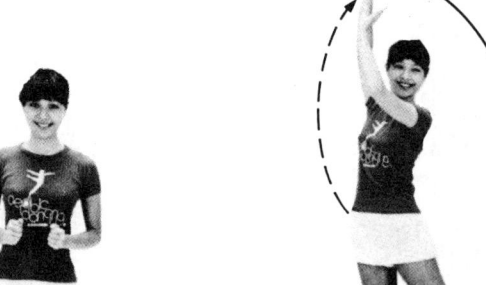
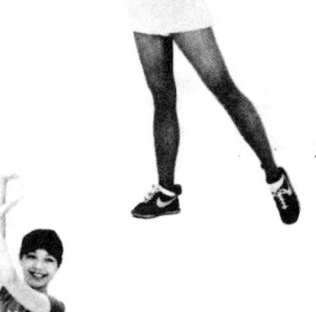
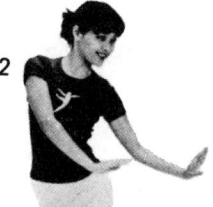
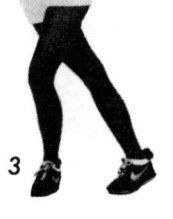
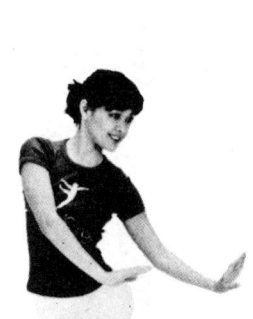
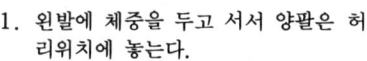

1. 왼발에 체중을 두고 서서 양팔은 허리위치에 놓는다.
2. 오른발을 옆으로 내딛고 양팔을 머리 위로 흔들어올린다.
3. 왼발을 오른발 앞에 크로스해 놓는 동시에 양팔을 머리 위를 통해 왼쪽으로 비껴 이동한다.
4, 5   2, 3을 반복한다.

※ 처음에는 옆으로 4회 하고, 익숙해지면 원을 그려보자.

※ 팔을 크게 흔들어 올리고 천천히 원을 그려 내린다.

■COOL DOWN■

LUNGE PRESENT
런지 프레젠트

1. 왼발을 앞으로 내딛는 동시에 양손도 앞으로 내민다. 양무릎 모두 굽히고 오른발에 체중을 둔다.
2. 발을 모으는 동시에 양손도 끌어당긴다.
3. 왼발을 똑같이 해서 내딛는다.
4. 2로 돌아온다.
※ 우, 좌 1회씩 한다.
★ 양손을 끌어당길 때(2,4), 몸을 약간 앞으로 기울이고 엉덩이를 빼는 모양이다.

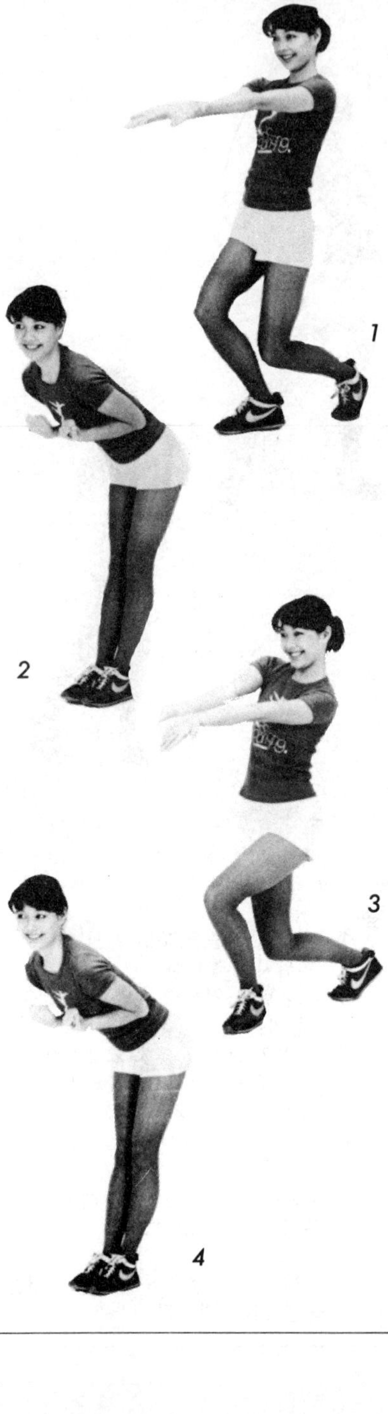

SHOULDER ROLL
소울더 로울

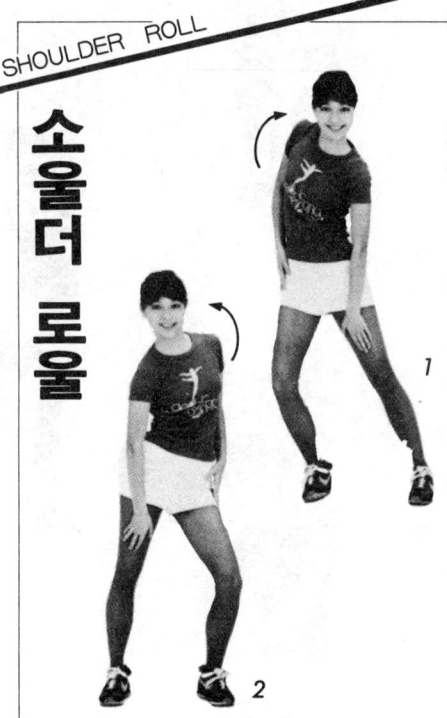

1. 오른발에 체중을 두고 오른쪽 어깨를 뒤로 돌린다.
2. 왼발에 체중을 두고 왼쪽 어깨를 뒤로 돌린다.

※ 손은 허벅지에 댄 채, 우, 좌 교대로 2회씩 한다.

제8장 레츠 뮤직
Let's Music

자아 음악에 맞추어 춤을 춥시다.
모습따위 신경쓰지말고, 즐겁게 추
는 것이 중요하다

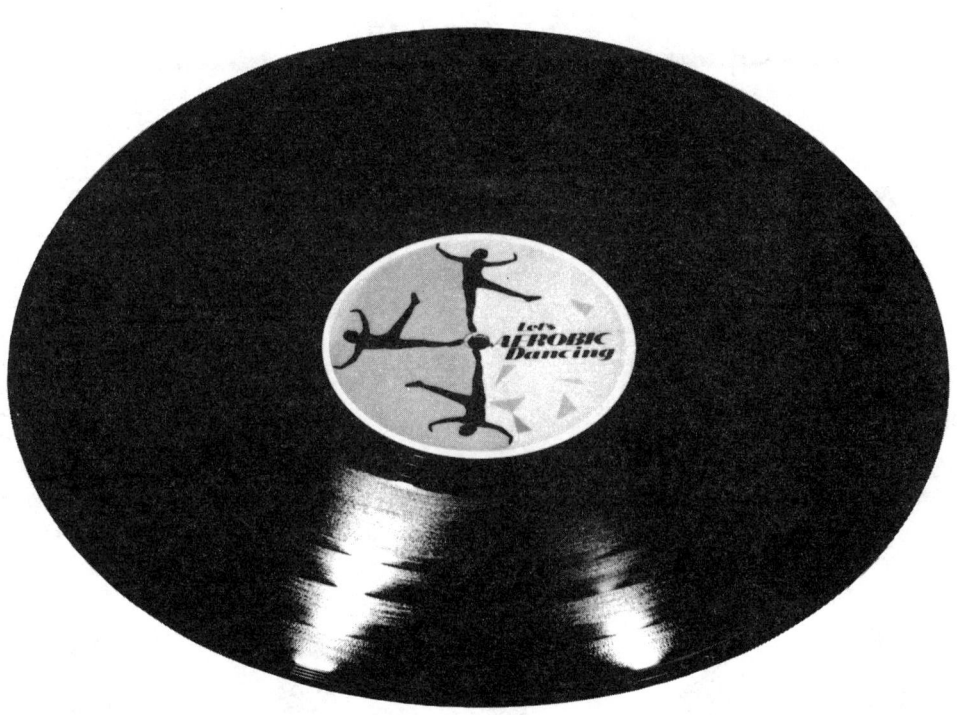

CALL ME 콜-미-

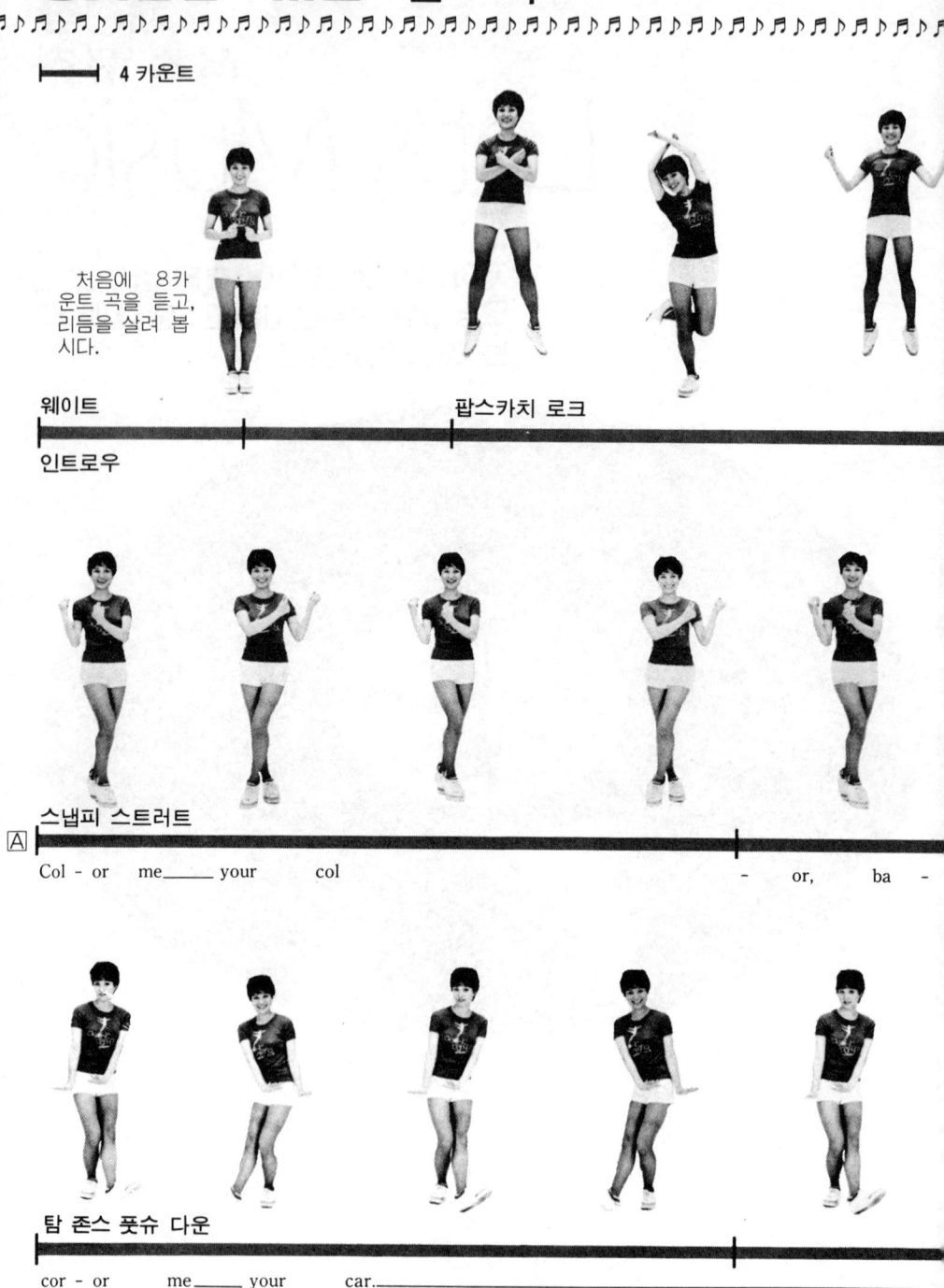

4 카운트

처음에 8카운트 곡을 듣고, 리듬을 살려 봅시다.

웨이트
인트로우

팝스카치 로크

A 스냅피 스트러트

Col - or me___ your col   - or, ba -

탐 존스 풋슈 다운

cor - or   me___ your   car._____

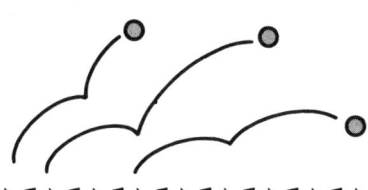

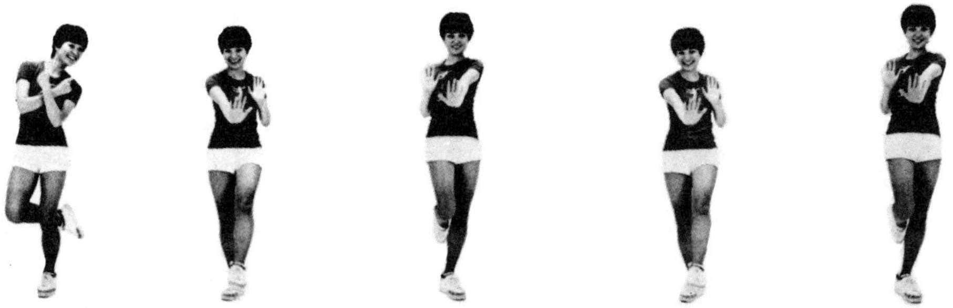

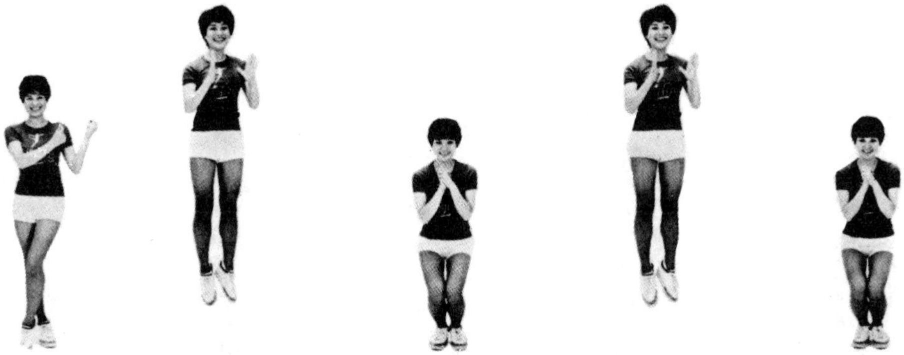

브레이크 2

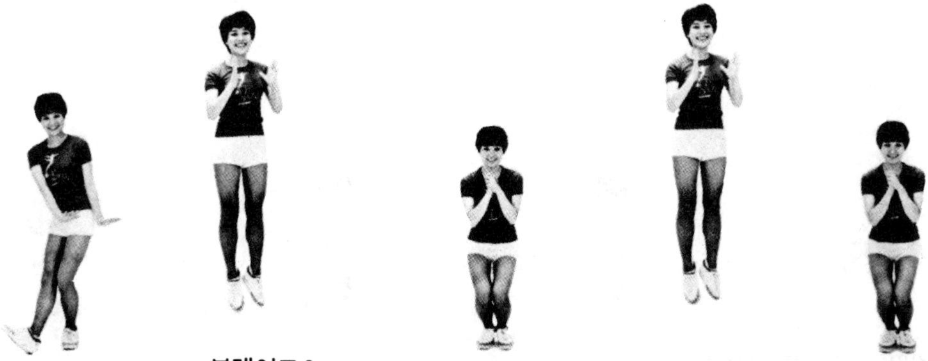

브레이크 2

● Let's Music ●

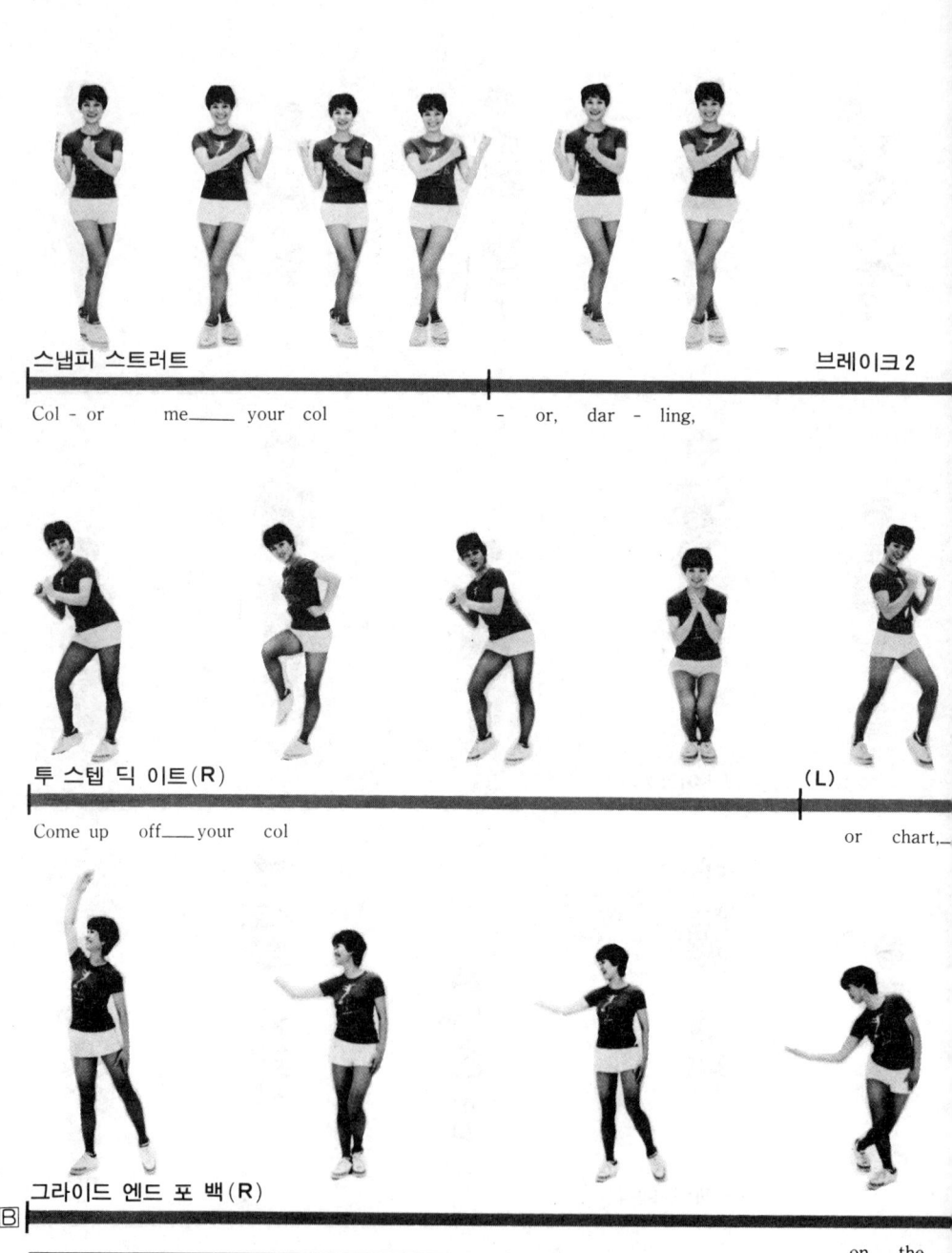

스냅피 스트러트　　　　　　　　　　　브레이크 2

Col - or　me___ your col　　　- or,　dar - ling,

투 스텝 딕 이트(R)　　　　　　　　　　(L)

Come up　off___your　col　　　　　　　or　chart,

그라이드 엔드 포 백(R)

B　　　　　　　　　　　　　　　　　on　the

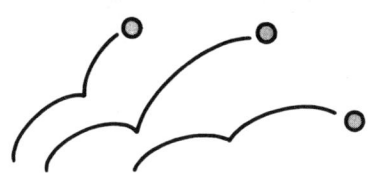

탐 존스 풋슈 다운 | 브레이크 2

I know who___ you are.___

투 스텝 딕 이트
(R)　　　　　(L)

I know where___ - ing from.___
　　　　you're com　　Call me___

L)

line,　call me,

● Let's Music ●

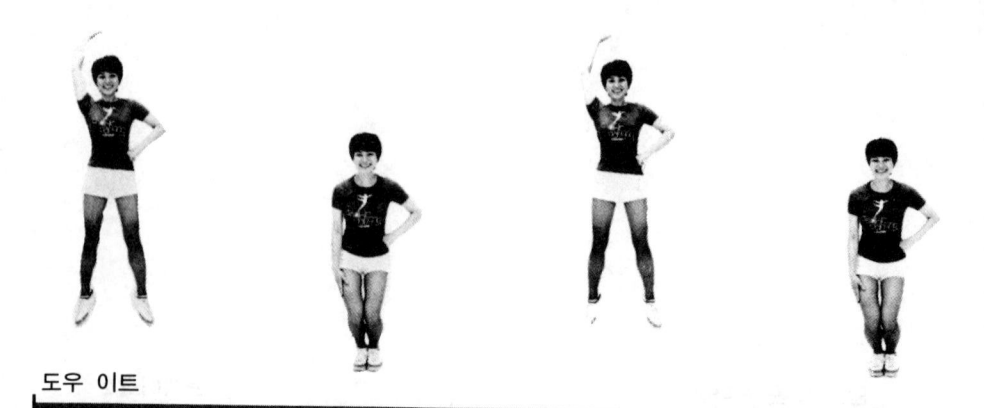

도우 이트

call me an - y,

그라이드 엔드 폴 백(R)　　　　　　　　(L)

　　　　　　　　　　I love you, can't you

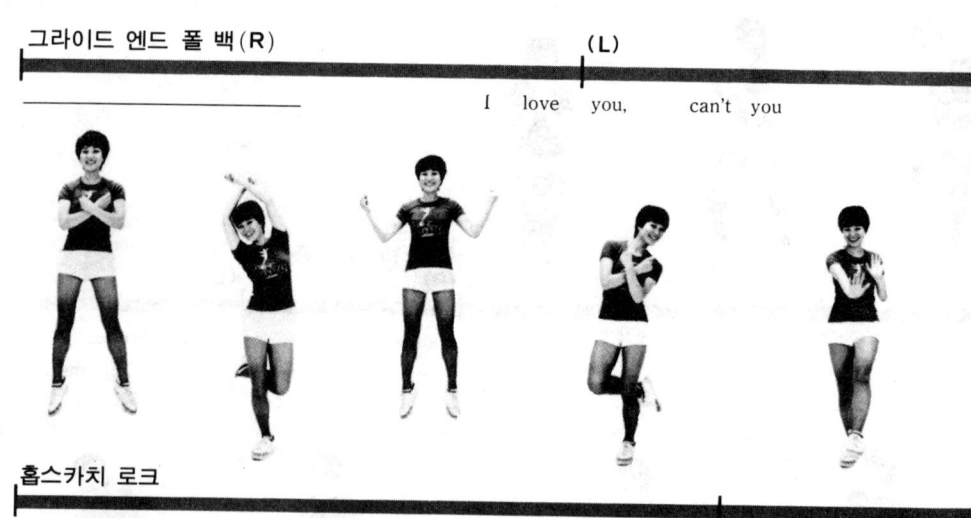

홉스카치 로크

me! 간주(間奏)

(A 에 돌아감)
Cover me with kisses baby
Cover me with love
Roll me in designer sheets
I'll never get enough
Emotions come I don't know why
Cover up love's alibi

(4 카운트로 B 에 들어감)
Call me, (call me)
On the line call me
Call me any anytime
Call me, (call me)
All right, when you're ready
We can share the wine
Call me

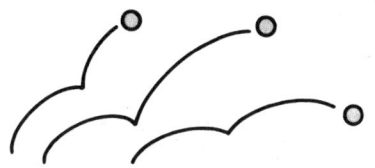

점프 터언즈

an - y - time.____ Call me,_____

도우 이트   **점프 터언즈**

call me an - y day_____ or night.____Call

홉스카치 로크

홉스카치 로크	p. 114
스냅피 스트러트	p. 81
탐 존스 풋슈 다운	p. 82
투 스텝 딕 이트	p. 72
그라이드 엔드 폴 백	p. 121
도우 이트	p. 95
점프 터언즈	p. 66
브레이크 2	p. 67

Copyright © 1980 by Ensign Music Corporation and Rare Blue Music, Inc.
The rights for Japan jointly administered by NICHION, INC. & PACIFIC MUSIC PUBLISHING CO., LTD., TOKYO

XANADU 제나두

♪♫♪♫♪♫♪♫♪♫♪♫♪♫♪♫♪♫♪♫♪♫♪♫♪♫♪♫♪♫♪♫♪♫♪♫

├──┤ 4 카운트

처음에 8카운트 곡을 듣고, 리듬을 살려 봅시다.

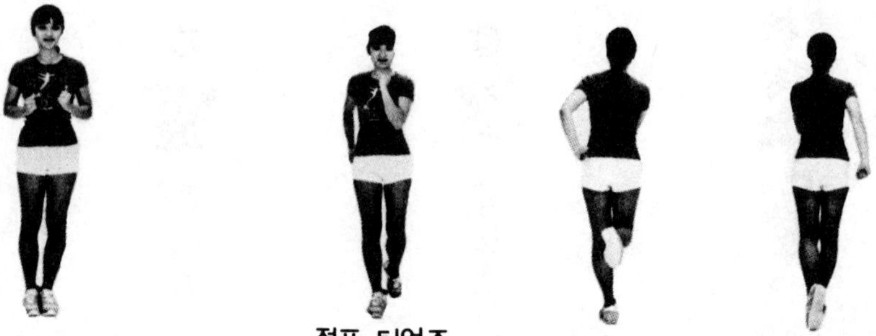

웨이트·인트로우   점프 터언즈

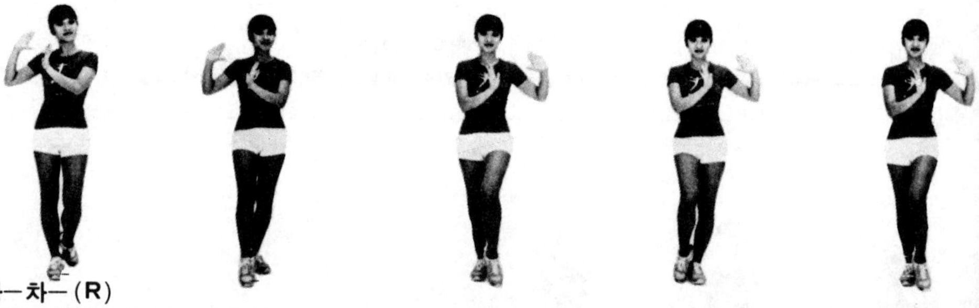

차—차—(R)

Ⓐ ────────────────────────────── where

차—차—(R)　(L)　　　차—차—(R)　(L)

── the love that we came to kno—w, they call it Xa - na-du.

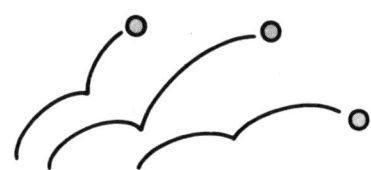

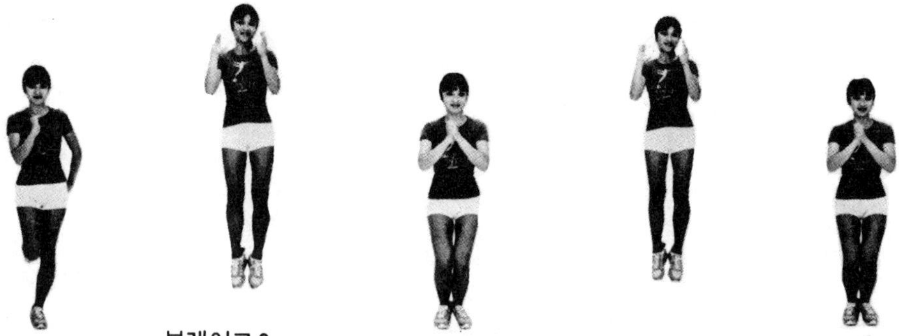

♪♪♪♪♪♪♪♪♪♪♪♪♪♪♪♪♪♪♪♪♪♪♪♪♪♪♪♪♪♪♪♪

| 브레이크 2 | | | | | |

A place,

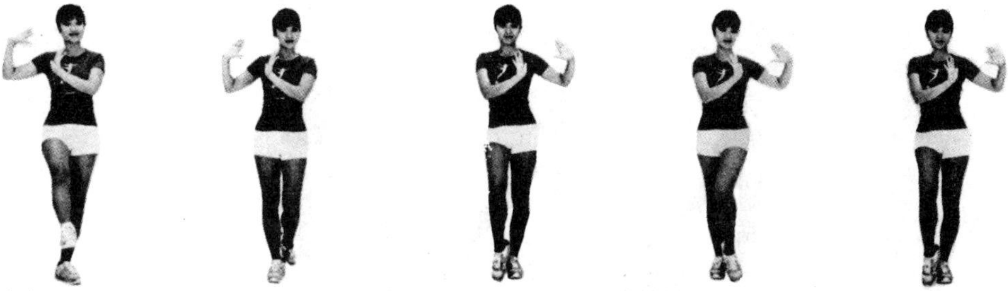

(L)

no - bod - y dared— to go,

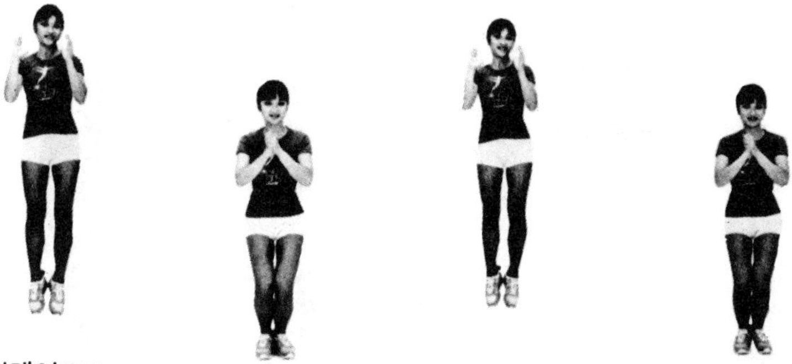

점프 터언즈   브레이크 2

And now

●Let's Music●

♪♫♪♫♪♫♪♫♪♫♪♫♪♫♪♫♪♫♪♫♪♫♪♫♪♫♪♫♪♫♪♫♪

차-차-(R) (L)　　　　차-차-(R)(L)　　　　차-차(R)

that o-pen your eyes_ and see,_____ what we have made_is real_____ we are

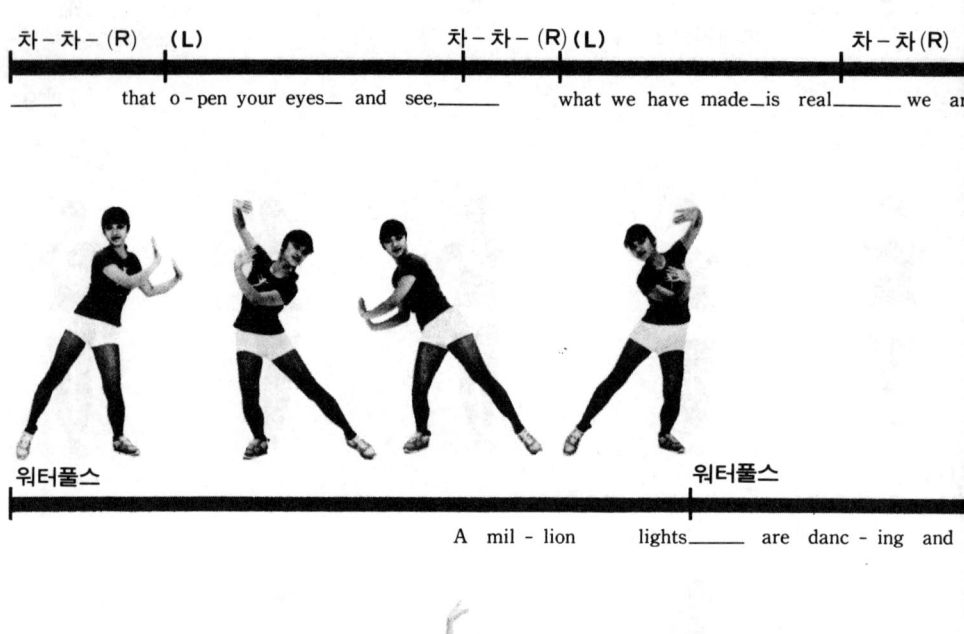

워터풀스　　　　　　　　　　워터풀스

A mil-lion　lights_____ are danc-ing and

터언 엔드 스냅 | 암 오버-(L) | 글라이드 엔드 포올 백 암 오버(R)

An ev-er last-ing world_and you're here with me_____ e

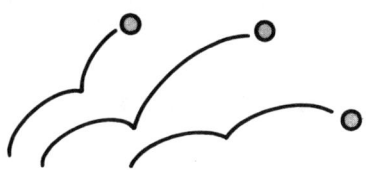

| (L) | 점프 터언즈 | 브레이크 2 |

Xa - na - du _____

| 터언 엔드 스냅(R) | 암 오버-(R) |

there you are, _____ a   shoot - ing star. _____

| (L) | 니 리프트 업 엔드 후론트 |

- ter - nal - ly. _____

● Let's Music ●

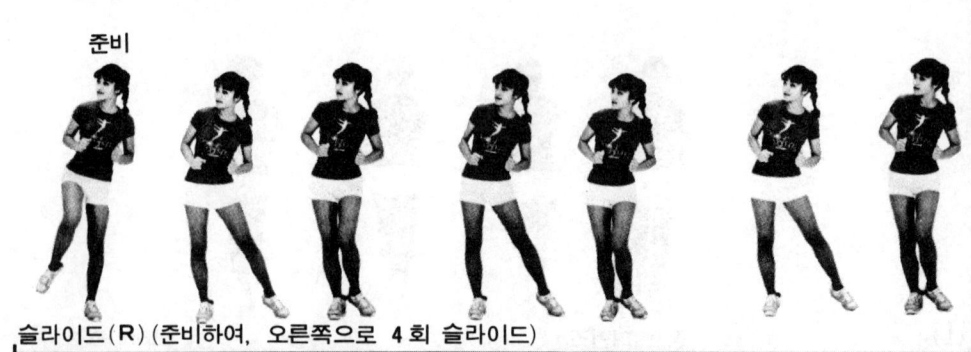

슬라이드(R) (준비하여, 오른쪽으로 4회 슬라이드)

Xa - na - du,

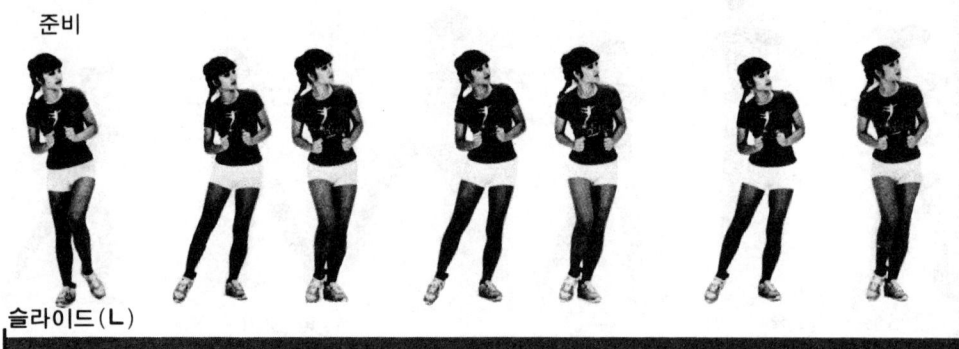

슬라이드(L)

Xa - na - du,

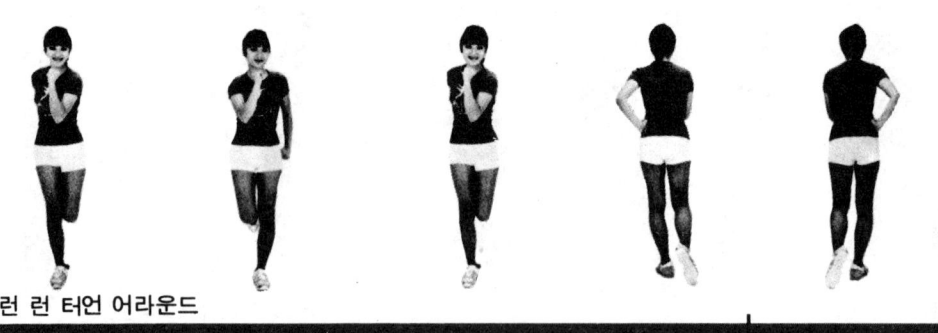

런 런 터언 어라운드

here) in Xa - na - du.

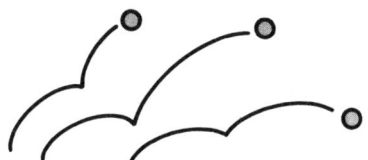

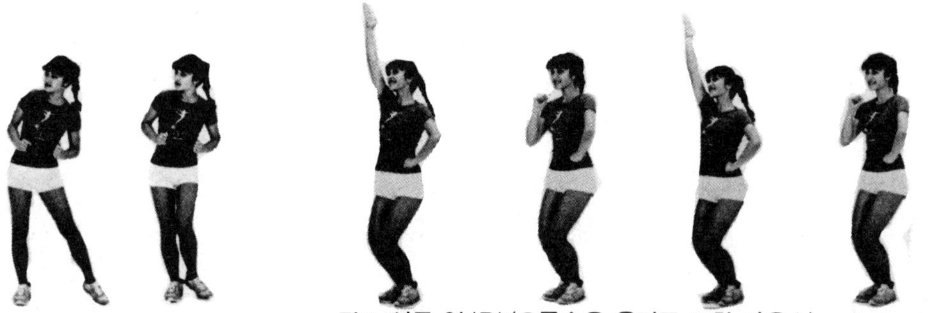

점프 싱글 업(R)(오른손을 올리고 2회 바운스)

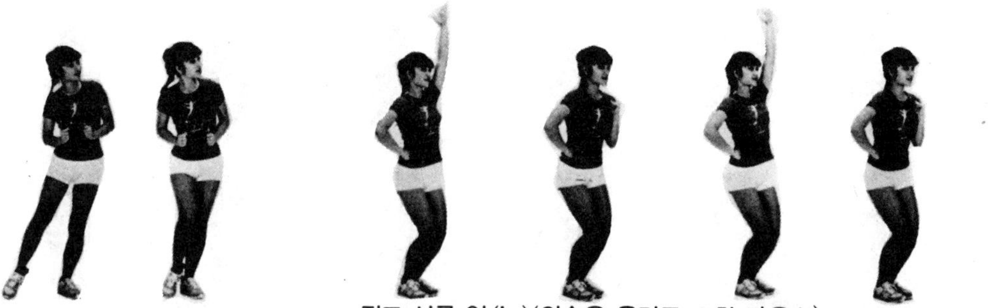

점프 싱글 업(L)(왼손을 올리고 2회 바운스)

(now we are

브레이크 2

니 리프트 업 엔드 후론트

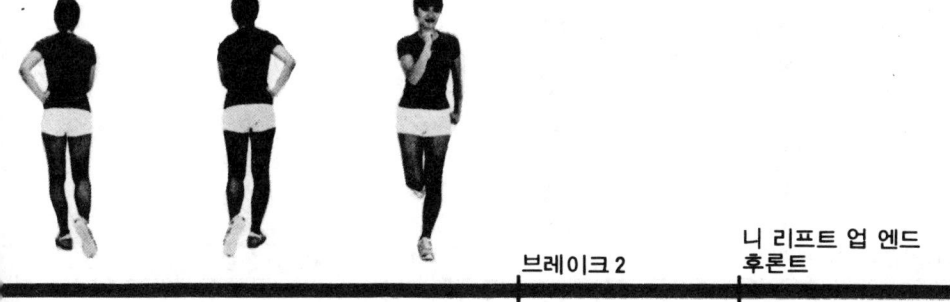

● Let's Music ●

♪♫♪♫♪♫♪♫♪♫♪♫♪♫♪♫♪♫♪♫♪♫♪♫♪♫♪♫♪♫♪♫♪♫♪♫

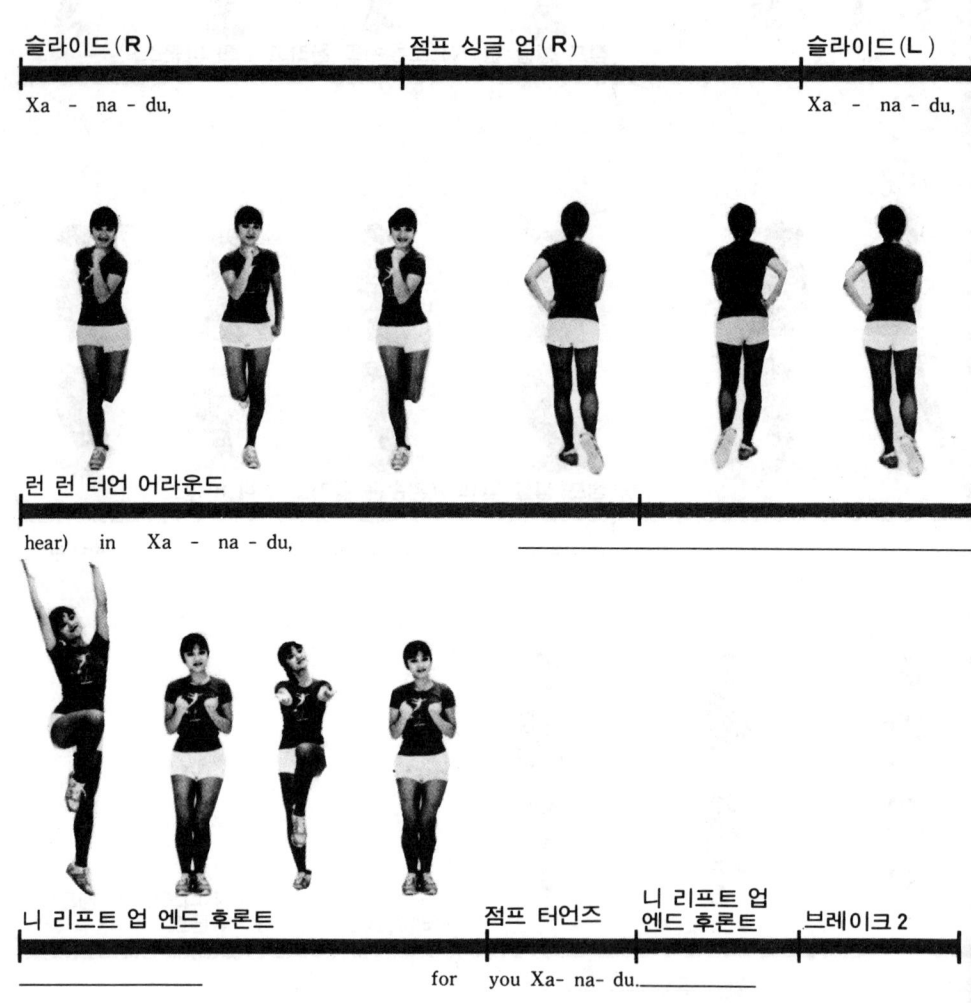

슬라이드(R)	점프 싱글 업(R)	슬라이드(L)
Xa - na - du,		Xa - na - du,

런 런 터언 어라운드

hear) in Xa - na - du,

니 리프트 업 엔드 후론트	점프 터언즈	니 리프트 업 엔드 후론트	브레이크 2
	for you Xa- na- du.		

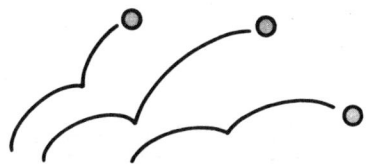
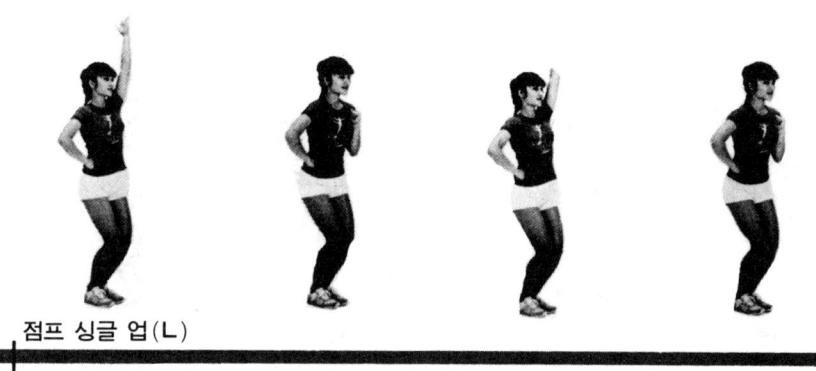

점프 싱글 업(L)

(now we are

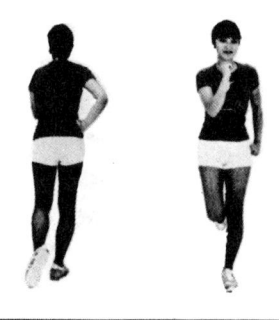

브레이크 2　　　　　　니 리프트 업 엔드 후론트

Xa - na - du_____ your ne - on lights___ will shine

(A 에 돌아감)

The love, the echoes of long ago
You needed the world to know, they are in Xanadu

The dream that came through a million years
That lived on through all the tears
It came to Xanadu

A million lights are dancing and there you are
A shooting star, an everlasting world and you're
Here with me eternally

Xanadu - Xanadu (now we are here)
In Xanadu
Xanadu - Xanadu (now we are here)
In Xanadu

Now that I'm here now that you're near in Xanadu

© 1980 by Jet Music, Inc.
The rights for Japan, assigend to April Music, Inc. (Japan)

점프 터언즈	p. 66
브레이크 2	p. 67
차 - 차	p. 100
워터 - 풀스	p. 125
터언 엔드 스냅	p. 118
글라이드 엔드 포올 백	p. 121
니 리프트 업 엔드 후론트	p. 111
슬라이드	p. 122
런 런 터언 어라운드	p. 70

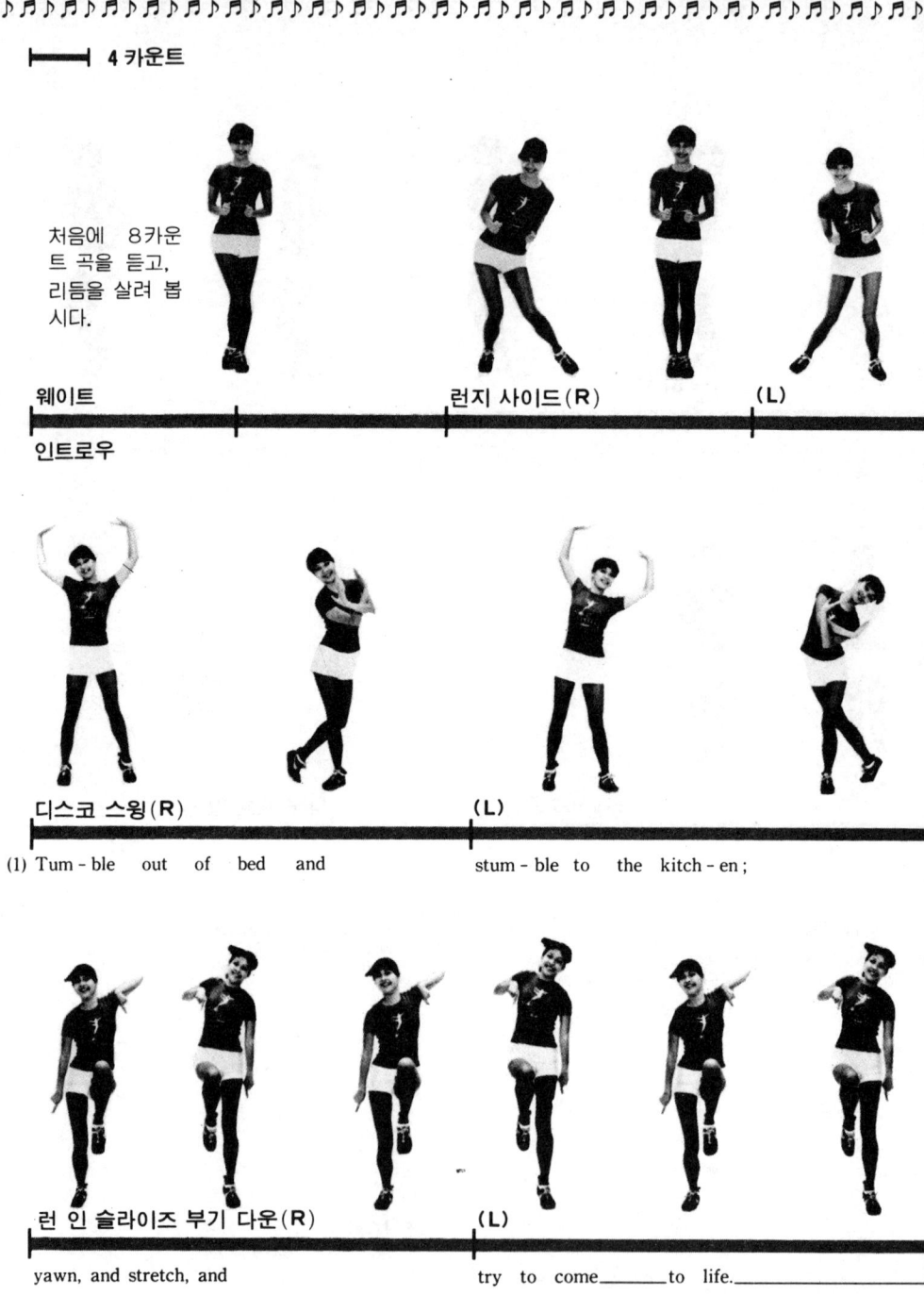

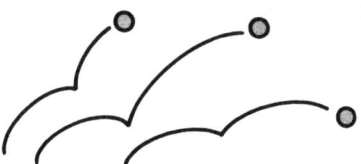

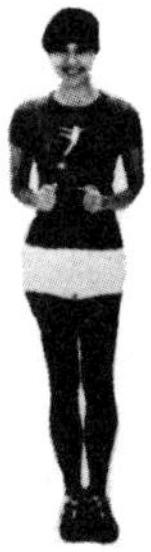

런지 사이드 (R)   (L)   런지 사이드 (R)   (L)

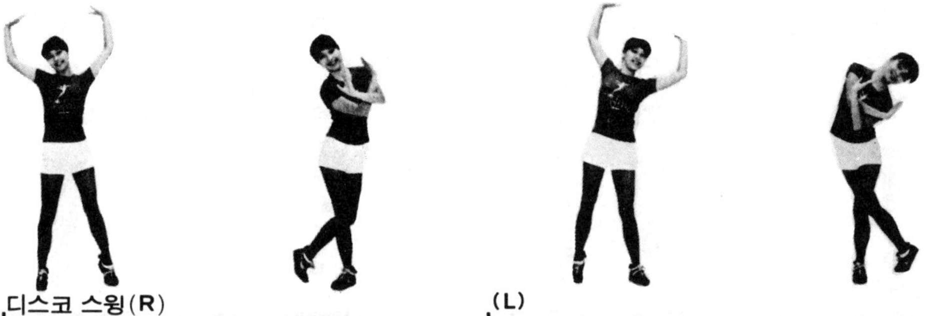

디스코 스윙(R)   (L)

Pour my-self a cup ———————— of am-bi-tion, and

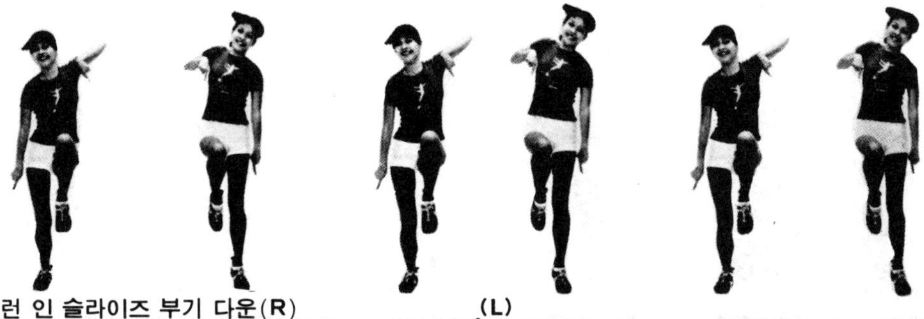

런 인 슬라이즈 부기 다운(R)   (L)

●Let's Music●

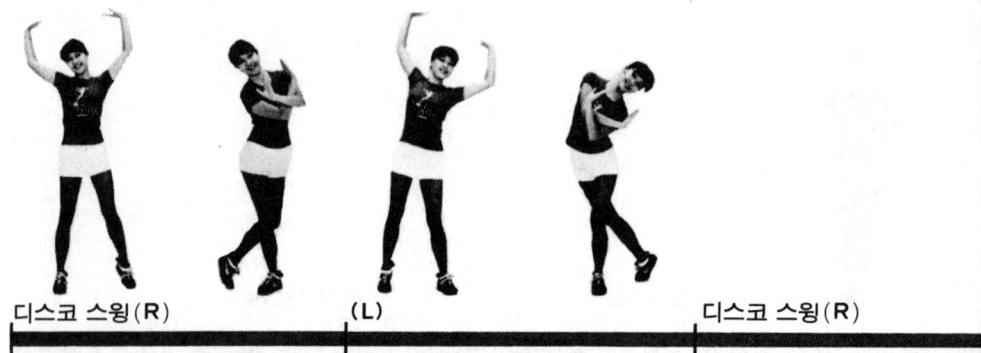

디스코 스윙(R)   (L)   디스코 스윙(R)

Jump in the show - er, and the blood starts pump - ing; out on the street, the tr

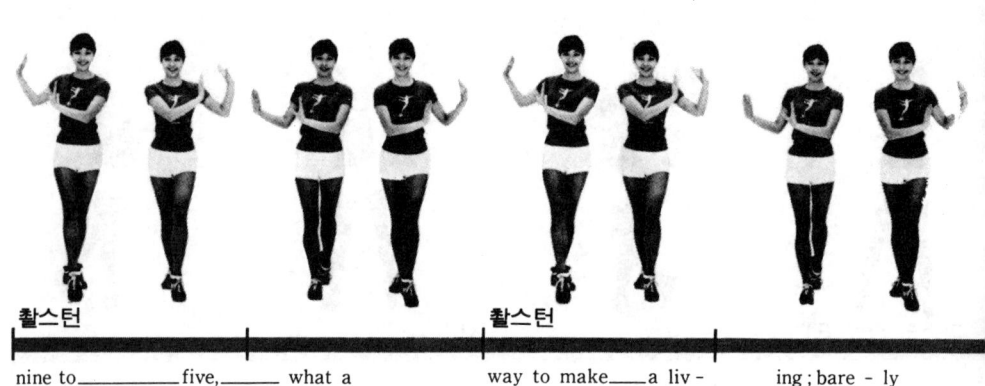

찰스턴   찰스턴

nine to_____ five,_____ what a   way to make_____ a liv - ing; bare - ly

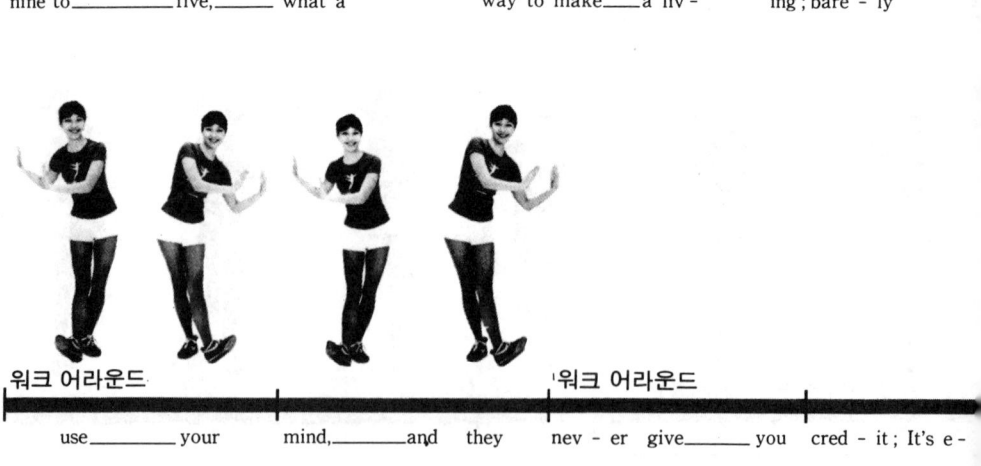

워크 어라운드   워크 어라운드

use_____ your mind,_____ and they nev - er give_____ you cred - it; It's e -

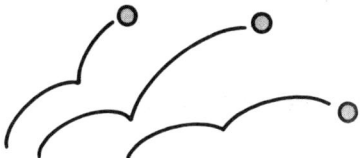

♪♫♪♫♪♫♪♫♪♫♪♫♪♫♪♫♪♫♪♫♪♫♪♫♪♫♪♫♪♫♪♫

런 인 슬라이즈 부기 다운
(L)　　　　　　　　　(R)　　　　(L)　　　　　　(R)　　(L)

fic starts Jump-ing, with folks ___ like me on the job from nine to five. working

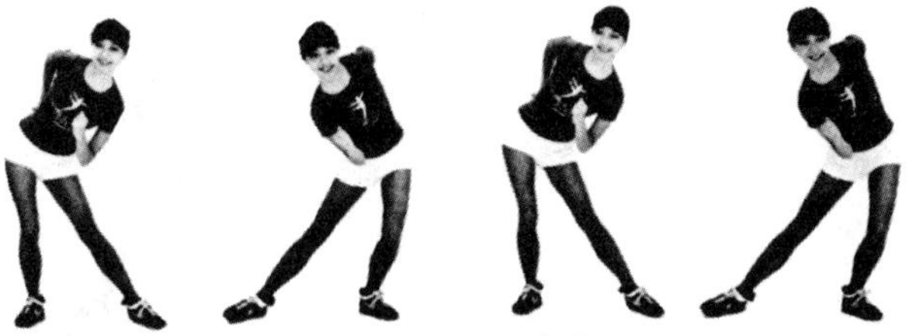

촬스턴　　　　　　　　　그라인드　　　　　　　그라인드

get-ting　by,__ it's all　tak-ing and___no　giv-ing. They just

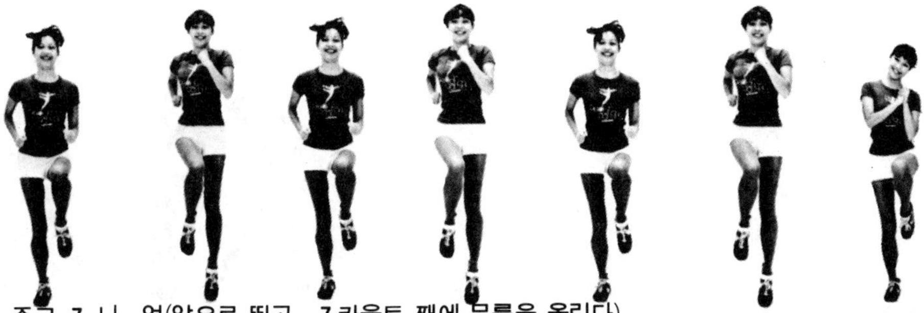

죠그 7 니-업(앞으로 뛰고, 7 카운트 째에 무릎을 올린다)

nough to drive___　　　 you___

● Let's Music ●

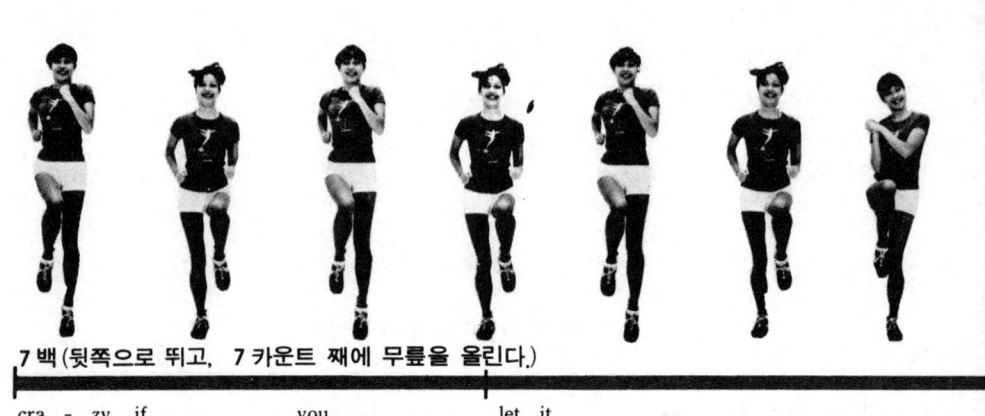

7 백 (뒷쪽으로 뛰고, 7 카운트 째에 무릎을 올린다.)

cra - zy, if _____ you   let it.

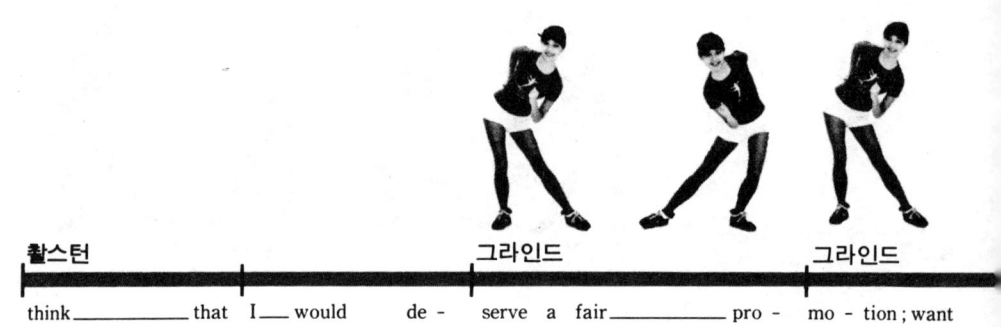

촬스턴   그라인드   그라인드

think_____ that I__ would   de - serve a fair_____ pro - mo - tion ; want

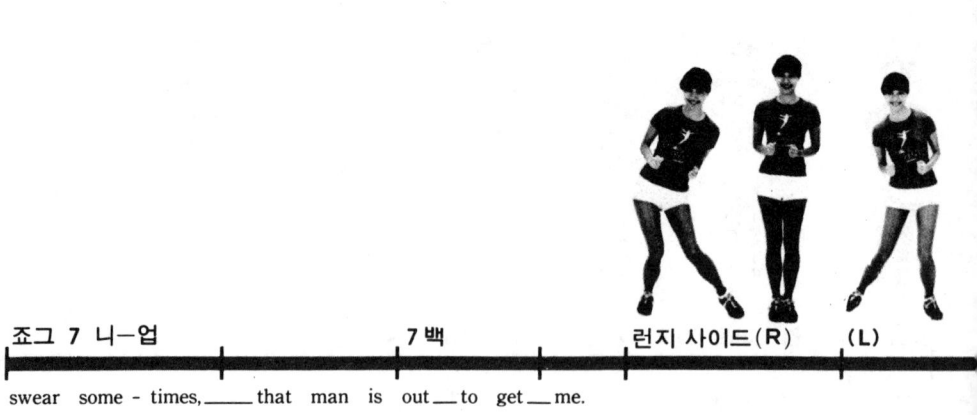

죠그 7 니-업   7 백   런지 사이드(R)   (L)

swear some - times,____ that man is out__ to get__ me.

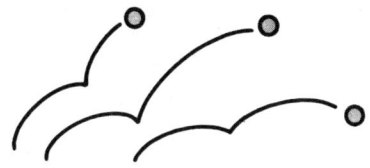

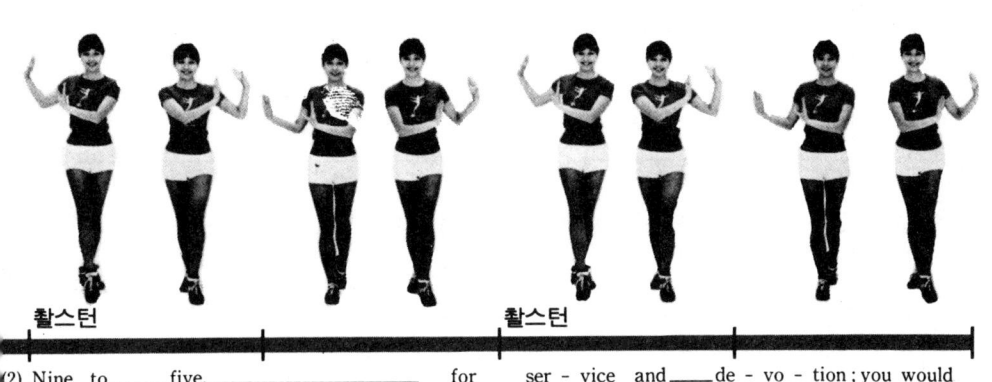

촬스턴 · 촬스턴

(2) Nine to___five,_____ for ser - vice and___de - vo - tion ; you would

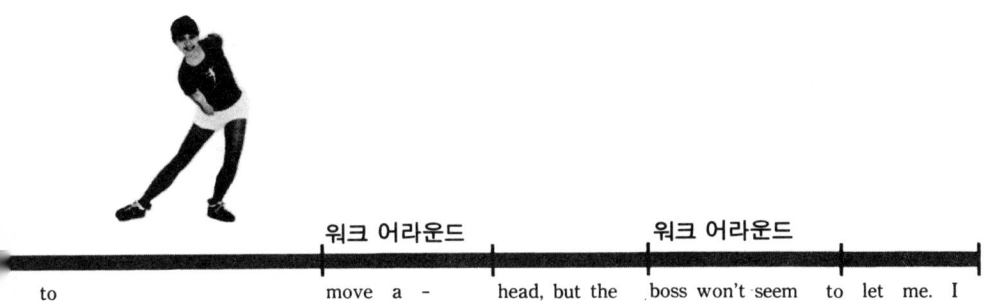

워크 어라운드 · 워크 어라운드

to move a - head, but the boss won't seem to let me. I

Copyright © 1980 by Velvet Apple Music, and Fox Fanfare Music, Inc., Assigned for Japan to Taiyo Music, Inc.

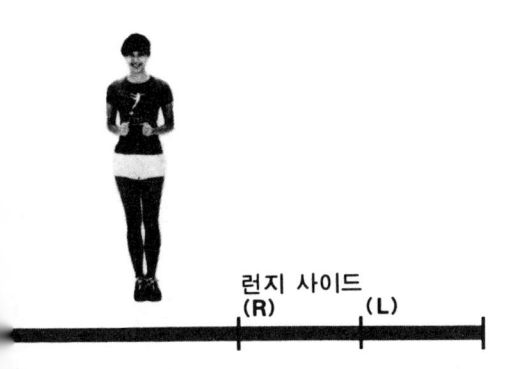

런지 사이드
(R) (L)

런지 사이드	p. 102
디스코 스윙	p. 128
런 인 슬라이즈 부기 다운	p. 87
(부기 죠그를 3회 반복한 것임)	
촬스턴	p. 96
그라인드	p. 124
워크 어라운드	p. 70

맥박수 측정 카드

NAME _____ MAN / WOMAN 생년월일 _____ 신장 _____

주	월/일	안정시	작동시	회복시 5분후	회복시 10분후	体重	MEMO

```
┌─────────┐
│ 판  권 │
│ 본  사 │
│ 소  유 │
└─────────┘
```

현대 즐거운 에어로빅댄스 교본

2010년 10월 20일 인쇄
2010년 10월 30일 발행

지은이 | 현대레저연구회
펴낸이 | 최   상   일
펴낸곳 | 태 을 출 판 사
서울특별시 중구 신당6동 52-107(동아빌딩내)
등   록 | 1973 1.10(제4-10호)

ⓒ2009. TAE-EUL publishing Co.,printed in Korea
※잘못된 책은 구입하신 곳에서 교환해 드립니다

■ 주문 및 연락처
우편번호 １００-４５６
서울 특별시 중구 신당 6동 제52-107호(동아빌딩내)
전화: 2237-5577 팩스: 2233-6166

ISBN 89-493-0303-5   13690